essentials

essentials liefern aktuelles Wissen in konzentrierter Form. Die Essenz dessen, worauf es als „State-of-the-Art" in der gegenwärtigen Fachdiskussion oder in der Praxis ankommt. *essentials* informieren schnell, unkompliziert und verständlich

- als Einführung in ein aktuelles Thema aus Ihrem Fachgebiet
- als Einstieg in ein für Sie noch unbekanntes Themenfeld
- als Einblick, um zum Thema mitreden zu können

Die Bücher in elektronischer und gedruckter Form bringen das Expertenwissen von Springer-Fachautoren kompakt zur Darstellung. Sie sind besonders für die Nutzung als eBook auf Tablet-PCs, eBook-Readern und Smartphones geeignet. *essentials:* Wissensbausteine aus den Wirtschafts-, Sozial- und Geisteswissenschaften, aus Technik und Naturwissenschaften sowie aus Medizin, Psychologie und Gesundheitsberufen. Von renommierten Autoren aller Springer-Verlagsmarken.

Weitere Bände in der Reihe http://www.springer.com/series/13088

Werner Pfab

Kommunikation in der Arbeitswelt

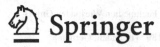
Springer

Werner Pfab
Fulda, Deutschland

ISSN 2197-6708 ISSN 2197-6716 (electronic)
essentials
ISBN 978-3-658-29847-0 ISBN 978-3-658-29848-7 (eBook)
https://doi.org/10.1007/978-3-658-29848-7

Die Deutsche Nationalbibliothek verzeichnet diese Publikation in der Deutschen Nationalbibliografie; detaillierte bibliografische Daten sind im Internet über http://dnb.d-nb.de abrufbar.

Planung/Lektorat: Eva Brechtel-Wahl
Springer ist ein Imprint der eingetragenen Gesellschaft Springer Fachmedien Wiesbaden GmbH und ist ein Teil von Springer Nature.
Die Anschrift der Gesellschaft ist: Abraham-Lincoln-Str. 46, 65189 Wiesbaden, Germany

Was Sie in diesem *essential* finden können

- Eine Darstellung der wesentlichen Aspekte zwischenmenschlicher Kommunikation in der Arbeitswelt
- Erklärungen wichtiger Gesprächsformate in der Arbeitswelt
- Erläuterungen zu den bedeutsamsten kommunikativen Herausforderungen
- Anregungen für eine angemessene Kommunikationspraxis in der Arbeitswelt

Inhaltsverzeichnis

Einleitung

In diesem Text geht es darum, Sie mit wesentlichen Aspekten von Kommunikation vertraut zu machen. Dies soll dadurch erfolgen, dass Sie kundig werden, dass Sie Ihr Wissen über Kommunikation in der Arbeitswelt erweitern, neue Perspektiven einnehmen, liebgewonnene Annahmen und Überzeugungen auf den Prüfstand stellen, unbegründete Befürchtungen aus dem Weg räumen, Aufregungsschäden vermeiden, sich selbst nicht überfordern, Chancen und Möglichkeiten, Probleme und Grenzen der Kommunikation erkennen und sich selbst in ihrer Rolle als Kommunikationsteilnehmerin in der Arbeitswelt besser verstehen.

„Kommunikation" gilt heutzutage als Schlüsselbegriff unserer Gesellschaft und ist als Faktor unseres Arbeitslebens nicht mehr wegzudenken, insbesondere in Zeiten der Flexibilität und Agilität. „Kommunikative Kompetenz" gilt entsprechend als eine zentrale Schlüsselqualifikation des Arbeitslebens und wird zunehmend gefordert.

Wir begegnen dieser Forderung mit gemischten Gefühlen:

In unserem kommunikativen Alltag am Arbeitsplatz erleben wir Momente des Glücks und der Trauer, der Bewegung und der Lähmung, des Triumphs und der Niederlage, des Glanzes und der Beschämung, der Verständigung und der Trennung, des Erfolgs und des Scheiterns.

In diesem Essential wird die Arbeitswelt aus kommunikationswissenschaftlicher Perspektive ausgeleuchtet: wie Anerkennung gezollt und versagt wird, wie Entscheidungen zustande kommen und legitimiert werden, wie Emotionen dargestellt und behandelt werden, wie Macht ausgedrückt und wie sie unterlaufen wird, wie mit kultureller Fremdheit umgegangen wird, u. v. m.

Zudem wird die Praxis wichtiger Kommunikationsformate des Arbeitslebens (Kundengespräch, Arbeitsbesprechung, Mitarbeitergespräch, Coaching) unter die Lupe genommen.

© Springer Fachmedien Wiesbaden GmbH, ein Teil von Springer Nature 2020
W. Pfab, *Kommunikation in der Arbeitswelt*, essentials,
https://doi.org/10.1007/978-3-658-29848-7_1

Eine solche Betrachtung birgt auch ein kritisches, aufdeckendes Potenzial gegenüber Hochglanz-Darstellungen von Kommunikation und verkürzten instrumentellen how-to-do-Verschreibungen und Versprechungen, die der Wirklichkeit von Kommunikation nicht gerecht werden. Stattdessen sollen in diesem Text Hinweise gegeben werden, mit denen man sich selbst einen guten Reim auf die eigene Arbeitssituation machen kann.

Aus alldem ergeben sich kommunikative Anforderungen des Arbeitslebens: Umgang mit Abhängigkeit, Fremdheit, Täuschung. Diese produktiv zu bewältigen bedeutet, kommunikativ kompetent zu sein.

Die Bedeutung von Kommunikation in der Arbeitswelt

2

2.1 Die Rolle von Kommunikation in der Arbeitswelt

Eine Arbeitswelt ohne Kommunikation ist nicht vorstellbar – und war es nie. Seit Anbeginn der Menschheit wird miteinander verhandelt, koordiniert und befohlen, freilich in stets historisch veränderter Weise. „Funde belegen, dass ca. 3000 vor Christus in Mesopotamien die Herausbildung von Schrift und Schreiben wesentlich durch das Erfassen von und das Handeln mit Gütern befördert wurde." (Jakobs 2018, S. 444). In der frühen Neuzeit führte „[d]ie Trennung von Geschäftshaus (lokaler Stammsitz) und (oft weit entfernt gelegenen) Niederlassungen an anderen Standorten […] zur Arbeitsteilung und damit zu einem hohen kommunikativen Abstimmungsbedarf." (Jakobs 2018, S. 445).

Im Laufe der letzten 100 Jahre hat der Status von Kommunikation in der Arbeitswelt eine dramatische Veränderung erfahren, und zwar zum einen aufgrund ebenso dramatischer Veränderung in der Organisation von Arbeit und zum zweiten aufgrund einer veränderten Einstellung Kommunikation gegenüber. Beide Veränderungen ergänzten einander:

- die veränderte Organisation von Arbeit:
  Zu Beginn des 20. Jahrhunderts war Arbeit im Wesentlichen vorgeplant und im Ablauf und in der arbeitsteiligen Abstimmung organisiert. Das klassische Beispiel ist die Fließbandarbeit: Jeder Handgriff ist vorab geplant, das Zusammenwirken ist über Maschinen und Vorschriften vorab geregelt. Gesprochen werden soll nicht. Kommunikation hat in dieser Form der Arbeitsorganisation entweder den Status überflüssiger oder gar „ablenkender" Rede („Geschwätz" während der Arbeit oder „verschwendete" Arbeitszeit) oder der „Reparatur" auftretender Pannen, Zwischenfälle oder nicht erwarteter

© Springer Fachmedien Wiesbaden GmbH, ein Teil von Springer Nature 2020
W. Pfab, *Kommunikation in der Arbeitswelt*, essentials,
https://doi.org/10.1007/978-3-658-29848-7_2

Situationen. Mit der Veränderung der Organisation von Arbeit hin zu gruppen- und projektförmigen Organisationsformen verändert sich der Status radikal, denn für diese Formen ist gerade entscheidend, dass Inhalte und Abläufe nicht im Voraus geplant werden können und sollen. In solchen Arbeitsformen nun wird Kommunikation das zentrale Koordinationsinstrument.

• die veränderte Einstellung Kommunikation gegenüber:

Zu Beginn des 20. Jahrhunderts hatte arbeitsbezogene Kommunikation den Charakter von Befehl, Weisung und Zermürbung. Arbeiter mussten sich zu dieser Zeit „in Angelegenheiten der Einstellung und Entlassung, der Bezahlung, Förderung und Arbeitslast der Autorität der Vorarbeiter unterordnen. Die meisten Vorarbeiter benutzten dabei eine Art ‚Treibjagtsystem‘, also eine Methode, die „strikte Überwachung und verbale Beleidigungen beinhaltete" (Shenhav, S. 21)." (Illouz 2007, S. 32). Mit Ausweitung des Management-Bereichs in Unternehmen gelangte aber zunehmend eine neue Sprache in die Arbeitswelt, eine Sprache, die stark durch einen psychologisierenden Jargon geprägt war. Eine Schlüsselstellung nahm dabei eine Untersuchung der Arbeitsverhältnisse einer Fabrik des Unternehmens Western Electric unter der Leitung des Psychologen Elton Mayo in den 30er Jahren ein. Er behauptete, dass eine aufmerksame, zuhörende, empathische Haltung den Arbeiterinnen gegenüber deren Produktivität steigern würde. Dies war die Geburtsstunde der „human-relation-Bewegung". Unter dem Einfluss von Psychologen in Unternehmen etablierte sich eine neues Unternehmens-Modell: ein Modell des Umgangs *miteinander,* und „Kommunikation" wurde zum Leitmodell des Umgangs miteinander in der Arbeitswelt. In ihrem betriebswirtschaftlichen Bestseller „Auf der Suche nach Spitzenleistung" (engl. Original: „In Search of Excellence") bringen die Autoren dies auf den Punkt: „Die Produktivität hängt vor allem davon ab, dass *die Beschäftigten sich be- und geachtet fühlen* – nicht von den Arbeitsbedingungen an sich." (Peters und Waterman 2003, S. 28).

Diese neue Einstellung war attraktiv für beide Seiten. Die Attraktivität dieser neuen Sprache für die Manager lag darin, dass durch sie die Schärfe einer Terminologie der Klassenkämpfe neutralisiert wurde. Die Attraktivität für die Arbeiterinnen lag darin, dass durch sie ein – fragwürdiges – Versprechen von Gleichheit und Kooperation („auf Augenhöhe") erfolgte und sie sich in ihrer Persönlichkeit gewürdigt fühlten. Dieses neue Leitbild verändert die Beschreibung des Umgangs im Betrieb miteinander, das Erleben und den Umgang selbst – allerdings ohne dass vorgängige Weisen des Umgangs miteinander verschwunden wären. Der strukturelle Grundwiderspruch der Arbeitswelt – Selbstbestimmung vs. Fremdbestimmung bleibt bestehen, Hierarchie und Weisung sind weiterhin präsent, geraten jetzt aber angesichts des neuen Leitbildes in ein Verhältnis der Spannung zu Gesichtspunkten dieses Leitbildes: Kann man „den Chef raushängen" lassen? Muss man Anweisungen indirekt formulieren und was bedeutet es, wenn sich alle am Arbeitsplatz duzen (müssen)?

Ironischerweise ist allerdings die *Vorstellung* von Kommunikation, die diesem Leitbild zugrunde liegt eine technokratische Vorstellung, die durch die Dominanz ingenieurswissenschaftlichen Denkens in der Arbeitswelt geprägt ist (vgl. Nothdurft 2013). Dies zeigt sich deutlich in den vielen Kommunikationsratgebern.

2.2   Diese vielen Ratgeber…!

„Die ideale Führungskraft", „Erfolgreich führen durch gelungene Kommunikation", „Schwierige Gespräche – kein Problem", „Tipps für Mitarbeitergespräche", „delegieren oder durchdrehen?", „Erfolgsrezepte für Führungskräfte", …

Ratgeber-Literatur hat in der westlichen Kultur eine lange Tradition von Anbeginn des Buchdruckes an, ja der größte Teil der frühen Buchproduktion bestand aus Titeln wie „Wie man Falken zähmt" oder „Wie man Zwerge beschimpft". Die Form bleibt, die Inhalte wechseln – je nach gesellschaftlichen Anforderungen. Zu Beginn des 20. Jahrhunderts kommt es zu einem Boom von Ratgeber-Literatur aus psychologischer Perspektive, zunächst im Fahrwasser medizinischer Ratgeber vor allem zu Fragen der Sexualität („Die vollkommene Ehe"), bald aber schon aus rein psychologischer Feder.

Der einflussreiche deutsche Psychologe William Stern stellte bereits 1903 in einem Zeitungsartikel „Beratende Psychologie" einen Zusammenhang zwischen Persönlichkeitsentwicklung und gesellschaftlichen Anforderungen her: „Heute aber wissen wir, dass es nicht nur das Individuum selbst angeht, was aus ihm wird, sondern dass die Allgemeinheit das stärkste Interesse daran hat, seine Schulbahn und Berufswahl im Sinne der besten Verwertung seiner Kräfte zu leiten" (zitiert nach Jensen 2011, S. 42).

Im weiteren Verlauf des 20. Jahrhunderts kommt es dann geradezu zu einer Ratgeberindustrie in Fragen der Sozialbeziehungen in Büchern und Zeitschriften (insbesondere Frauenzeitschriften). Ratgeber sind eine spezifische Textsorte. Die

Soziologin Eva Illouz hat die Anforderungen benannt, die diese Ratgeberliteratur erfüllen musste (Illouz 2007, S. 20 ff.):

- Sie musste glaubwürdig sein, – dazu diente der Rückgriff auf psychologisches Wissen.
- Sie musste anwendbar sein – dazu diente die Darstellung in einer allgemeinverständlichen Sprache.
- Sie musste nachhaltig absetzbar sein – dazu diente die Variation der behandelten Themen.
- Sie musste möglichst viele Käuferinnen ansprechen – dazu diente eine neutrale, nicht moralisierende (nicht verurteilende und nicht kritisch-hinterfragende) Darstellung der behandelten Probleme.

Ratgeber-Literatur zeichnet sich durch ein Optimierungs-Versprechen aus. Ob ein solches Versprechen allerdings gehalten werden kann, ist fraglich, da so allgemein formulierte Empfehlungen in der Anwendung stets auf dem Hintergrund der jeweils konkreten Situation vom Anwender interpretiert werden müssen. Dieses Optimierungsversprechen kann sich für die Nutzer sogar kontraproduktiv auswirken; dann nämlich, wenn sie feststellen, dass sie das angestrebte Ergebnis faktisch trotz Ratgeber-Lektüre nicht erzielen. In diesem Fall kann es zur Verstärkung von Versagensgefühlen kommen („Jetzt hab ich gelesen wie … und krieg's doch nicht hin.").

Die Rolle, die die Ratgeber-Literatur spielt, ist womöglich gar nicht so sehr darin zu sehen, dass sie das Verhalten von Menschen miteinander anleitet, sondern dass sie ein modernes und modisches Vokabular zur Beschreibung und Reflexion des Selbst und somit der Beziehung zu Anderen zur Verfügung stellt.

2.3   Arbeit ist Kommunikation und Kommunikation ist Arbeit

Kommunikation ist heutzutage ein Kernbereich professionellen Arbeitens, insbesondere in anspruchsvollen Arbeitsbereichen. Dies gilt umsomehr in Zeiten der Transformation der Arbeit von Orts- und Zeitgebundenheit (und damit Messbarkeit) hin zu „gesellschaftlicher" (Hardt und Negri 2004) bzw. „entgrenzter" Arbeit. Kommunikation dient als Koordinierungsinstrument der Arbeit im Team, sie ist das A und O des Führens und Geführt-werdens im Unternehmen, sie ist das wesentliche Gestaltungsinstrument der Arbeit nach außen – sei es im Kundengespräch, in der Dienstleistung oder im öffentlichen Auftritt und sie ist das primäre Medium der

Reflexion über die Arbeit in Coaching und Supervision. Arbeit ist Kommunikation und Kommunikation ist Arbeit. Kommunikation nimmt damit Charakteristika von Arbeit an und in der Folge entstehen merkwürdige Fragen, merkwürdig deshalb, weil sie irgendwie auf den Gegenstand der Frage, Kommunikation, nicht richtig zu passen scheinen, Fragen der „Qualität" von Kommunikation, „Effektivität" von Kommunikation und kommunikativem „Stress", so wie Arbeit auch unter sozusagen „artfremden" Gesichtspunkten der Kommunikation betrachtet wird, z. B. eine Dienstleistungsbeziehung unter dem kommunikativen Gesichtspunkt von Empathie zum Kunden, oder es wird die Frage des Umgangs mit Emotionen in einer Projekt-besprechung arbeits-bedeutsam. Wissenschaftler, die sich mit diesem Zusammen-hang beschäftigen, sprechen auch von „Interaktionsarbeit" (schon Wedekind 1998, später z. B. Böhle und Glaser 2006; Büssing und Glaser 2003). Interaktionsarbeit ist somit doppelt bestimmt – mit allen praktisch wirksamen Widersprüchlichkeiten und Unvereinbarkeiten, die damit verbunden sind und mit denen sich Betriebs-angehörige auseinandersetzen müssen, z. B.: wenn Kommunikation Arbeitscharakter hat, wie misst man dann ihre „Qualität", was ist ihr „Produkt"? Wenn Arbeit Kommunikationscharakter hat – wie steht es dann um die Kontrolle des Arbeits-prozesses und -ergebnisses, da beides abhängig davon ist, was das Gegenüber tut?

Ein Beispiel für diesen Zusammenhang von Kommunikation und Arbeit ist die sogenannte „Gefühlsarbeit". Von „Gefühlsarbeit" (Hochschild 2006) spricht man, wenn Gefühle für eine professionell durchgeführte Arbeit eine Rolle spielen (was sehr häufig der Fall ist). Typische Gefühlsarbeiter in diesem Sinne sind Friseure, Lehrerinnen, Pastoren, Vermögensberaterinnen, Arbeitsvermittler, Krankenpfleger, Hostessen, Flugbegleiter usw. Aber auch in Arbeitsbereichen, in denen man die Relevanz von Gefühlen nicht ohne weiteres erwarten würde, tritt Gefühlsarbeit auf, z. B. bei EDV-Mitarbeiterinnen des Benutzer-Service oder bei Schuldner-Beratern – für beide ist ein professioneller – und das heißt empathischer Umgang mit z. B. Schamgefühlen ihrer Klienten wesentlicher Teil ihrer Arbeit.

Unter dem Stichwort „Gefühlsarbeit" geht es aber nicht nur um den professionellen Umgang mit den Gefühlen relevanter Arbeitspartner (seien es Kollegen oder Klienten), sondern auch um den professionellen Umgang mit den eigenen Gefühlen. In allen Arbeitsbereichen gibt es – ausgesprochen oder unausgesprochen – Gefühls-Regeln, die den Mitarbeiterinnen bestimmte Gefühle vorschreiben („stets freundlich zu den Kunden", „immer nur lächeln") oder Gefühle verbieten („Gefühle zu zeigen ist unprofessionell"). Es geht um „impression management". Ob die derart vorgeschriebene Gefühlslage aber der jeweils aktuellen Stimmungslage des Mitarbeiters (der vielleicht gerade vor Wut platzen möchte) entspricht, ist eine andere Frage. Der Umgang mit der Spannung zwischen Darstellung und Empfindung ist ein wesentlicher Bereich produktiver Arbeitsbewältigung, und es kann in Fällen des dauerhaften Scheiterns zu emotionaler Erschöpfung und burn-out kommen, wie schon seit längerem bekannt ist. (Rafaeli und Sutton 1987).

Für den Mitarbeiter eines Call-Centers z. B., der viel mit Reklamationsgesprächen zu tun hat, ist ein professioneller Umgang mit den eigenen Gefühlen und denen der wütenden Anrufer geradezu überlebenswichtig. Gefühlsarbeit spielt aber nicht nur im Umgang mit Kunden und Klienten eine Rolle, sondern auch in der innerbetrieblichen Kommunikation. Jede Arbeitskultur (s. Abschn. 3.1.) hat ihre eigenen Regeln für den Umgang mit Gefühlen – den eigenen und denen der Kolleginnen – und der Vorgesetzten (darf man seinem Chef einen Witz erzählen und ihn damit zum Lachen bringen?). Während „auf dem Bau" ein rauer Ton herrscht, gilt in manchen Bereichen sozialer Arbeit das Gebot intensiven empathischen Verständnisses.

Studien zur Gefühlsarbeit könnten den Eindruck erwecken, als würde Arbeit im Sinne der Herstellung eines Produkts in modernen Arbeitsverhältnissen aufgelöst in „Beziehungsarbeit" oder „-pflege". Nichts wäre irreführender. Für Kommunikation in der Arbeitswelt bleibt der Gesichtspunkt der Arbeits-Produktivität ausschlaggebend – der Herstellung eines Produkts, der Bearbeitung eines Auftrags, der Behandlung eines Themas, der Arbeit an einem Objekt. Nur muss gesehen werden, dass die Herstellung eines Produkts *im Medium* sozialer Interaktion erfolgt und die Produktqualität daher von den Interaktionsbedingungen abhängt, innerhalb derer das Produkt hergestellt wird – so wie auch die betriebliche Kommunikation nicht losgelöst von den Arbeitszielen und -bedingungen betrachtet werden kann. So wäre es z. B. unsinnig, wenn zwei Mitarbeiter „ihre Beziehung miteinander" klären wollten (gewissermaßen ihre „sterile" Beziehung (Wedekind 1988, S. 28)), ohne dies in Hinblick auf ihre Arbeitsaufträge und -bedingungen tun zu wollen.

Facetten von Kommunikation in der Arbeitswelt

3

Im Folgenden werden in aller Kürze grundlegende Merkmale zwischen-menschlicher (face-to-face-)Kommunikation in der Arbeitswelt erläutert. Diese Merkmale sind das Ergebnis zivilisatorisch-historischer Prozesse und damit kulturell gebunden (Nothdurft 2014). (Eine kulturell *ungebundene* Vorstellung von Kommunikation ist zwar denkbar, aber sinnlos.).

Die Betrachtung mediengestützter Kommunikation (telefonieren, email, Video-Konferenz etc.) bedürfte einer gesonderten Darstellung. „Kommunikation" erfährt durch das jeweilige Medium einen qualitativ anderen Charakter.

3.1 „Doch nicht hier!" – Kommunikation ist Teil der Arbeitskultur

Kommunikation am Arbeitsplatz ist wesentlich bestimmt von den dort üblichen Gepflogenheiten und Werten des Umgangs miteinander – der dort dominierenden „Arbeitskultur". Unter Arbeitskultur „[...] werden die vielen geschriebenen, vor allem aber ungeschriebenen Regeln und Gebräuche verstanden, auf deren Hintergrund das alltägliche kollegiale Miteinander in der unmittelbar relevanten Arbeitseinheit, dem Team, der Abteilung, erfolgt. Diese Regeln und Gebräuche haben den Status einer Kultur: Sie sind den Beteiligten ‚in Fleisch und Blut' übergegangen, sind nur teilweise bewusst oder werden nur bei Abweichungen thematisiert und Abweichungen werden festgestellt, moniert, geahndet." (Pfab 2020a, S. 66).

Diese Arbeitskultur setzt die Rahmenbedingungen dafür,

- wer was zu sagen hat (Status, Hierarchie, informelle Dominanz)
- wie etwas zu verstehen ist (Deutungsmuster)

© Springer Fachmedien Wiesbaden GmbH, ein Teil von Springer Nature 2020
W. Pfab, *Kommunikation in der Arbeitswelt,* essentials,
https://doi.org/10.1007/978-3-658-29848-7_3

- wie und wo Entscheidungen getroffen werden (Führung, Entscheidungsorte)
- wer wie wahrgenommen wird (Typisierungen)
- worauf zu achten ist (symbolische Güter)
- worüber nicht gesprochen wird (Tabus)

Arbeitskulturen unterscheiden sich erheblich voneinander: In einer Abteilung einer Bank herrscht ein anderer Ton als „auf dem Bau", auf der Station eines Krankenhauses gelten andere Umgangsformen als in einer Werbeagentur (anschaulich am Beispiel eines Kaufhauses: Bachmann 2004). Arbeitskultur variiert aber nicht nur zwischen Branchen; bereits innerhalb eines Unternehmens lassen sich oft unterschiedliche Kulturen ausmachen – entscheidend sind die jeweiligen konkreten Arbeitseinheiten. Daher *können* Unternehmensleitbilder zwar auch wichtig sein für die Arbeitskultur einer Abteilung, sie sind es aber nicht zwangsläufig – es kommt eben darauf an, wie innerhalb der Arbeitskultur der jeweiligen Abteilung mit einem solchen Leitbild umgegangen wird. Arbeitskulturen, in denen sich stets auch Arbeitsanforderungen reflektieren, können durchaus auch als Gegenkulturen zur Unternehmensführung verstanden werden (Tietel 2003, S. 46 ff.). Die Frage der Angemessenheit einer bestimmten Handlung kann immer nur in Hinblick auf die jeweilige Arbeitskultur beantwortet werden. Das bedeutet nicht, dass man als Individuum der Kultur des jeweiligen Arbeitsplatzes unterworfen ist, sondern dass ein Spannungsverhältnis besteht zwischen persönlichen Kommunikations-Vorstellungen und -Standards und denen der jeweiligen Arbeitskultur. Dieses Spannungsverhältnis kann sehr unterschiedlich bewältigt werden – von einer vollständigen Anpassung („Ich gebe morgens meine Persönlichkeit an der Garderobe ab") bis zu einer Verweigerungshaltung („Ich bin hier der Außenseiter und Abweichler").

„Viele Frauen nehmen es persönlich, wenn jemand bei der Arbeit anderer Meinung ist oder offen streitet. Eine Ingenieurin arbeitete in einem kleinen Betrieb als einzige Frau mit vier Männern zusammen. Sie stellte fest, daß sie bereit sein mußte, sich auf hitzige Wortgefechte mit ihren Kollegen einzulassen, um respektiert zu werden. Nachdem sie das einmal geschafft hatte wurde sie von den anderen akzeptiert und ernst genommen. Eine ähnliche Erfahrung machte eine Ärztin, die an einer Personalbesprechung in ihrem Krankenhaus teilnahm. Sie geriet immer mehr in Rage über einen männlichen Kollegen, der eine Meinung, die sie geäußert hatte, auseinanderpflückte. Ihre bessere Einsicht riet ihr den Mund zu halten und sich diesen älteren Kollegen nicht zum Feind zu machen. Aber schließlich wurde sie von ihrer Wut überwältigt, sprang von ihrem Stuhl auf und ließ eine leidenschaftliche Kritik an seinem Standpunkt vom Stapel. In Panik setzte sie sich wieder hin, überzeugt, daß sie es sich für alle Zeiten mit diesem einflußreichen Kollegen verdorben und wahrscheinlich auch seine ganzen Verbündeten gegen sich aufgebracht hätte. Zu ihrer Überraschung kam der Mann nach der Besprechung auf sie zu und sagte: „Das war eine großartige Gegenrede. Ich war wirklich beeindruckt. Wollen wir nach der Arbeit ein Bier trinken und unsere unterschiedlichen Meinungen ausdiskutieren?"" (Tannen 1994, S. 60).

Der Ausdruck „Arbeitskultur" umfasst eine Reihe unterschiedlicher Gesichtspunkte, die bei der Betrachtung des eigenen Kommunikationsverhaltens berücksichtigt werden müssen. Dabei ist neben der Kenntnis der Do's auch die Beachtung arbeitskultureller Tabus zu beachten (eine instruktive Beschreibung eines Unternehmens aus ethnologischer Sicht als „Stamm" ist Page 1974). Die wesentlichen kommunikativen Aspekte einer Arbeitskultur sind:

1. gemeinsame Werte; zu unterscheiden ist zwischen beschworenen Werten – dem Selbstverständnis, z. B. „Kundenorientierung", „Solidarität", „Leistung", und stillschweigenden Werten – der „Mentalität", z. B. „Sanatorium" („bloß kein Krach"), „Festung" („Alle sind gegen uns") und „Theater" („Tumult!") (zu dieser Unterscheidung im Einzelnen Glasl 2010).
2. Verhaltensstandards; hierzu gehören „Manieren", „Sprach-Regimes" und -politiken" und „Rederechte": wer darf wozu etwas sagen, wer darf wann und wo etwas sagen („Doch nicht hier!").
3. Redeweisen; hierzu gehören „Jargon" und „Typisierungen": Arbeitskulturen bilden eine gemeinsam geteilte Sprechweise aus, mit der sich die Angehörigen dieser Kultur untereinander über sich und die Welt verständigen, sich ihres eigenen Handelns vergewissern und Vertrautheit herstellen. Ein wesentlicher Bereich des Jargons ist die Typisierung, d. h. eine Systematik von Bezeichnungen für Angehörige der gleichen Kultur und für „Fremde" (Klienten, Kunden, Mitglieder anderer Abteilungen).
4. Gesprächsthemen: Jede Arbeitskultur präferiert bestimmte Themen, bei denen man mitreden können muss – und vermeidet andere. Manche Themen haben geradezu Tabu-Charakter.
5. Deutungsmuster: Deutungsmuster bestimmen, wie etwas, das gesagt wird, zu verstehen ist: z. B. eine „freundliche Bitte", etwas zu tun, als strikte Aufforderung, dies zu tun; ein „persönlicher Angriff" als sachlich gemeinte Herausforderung (s. obiges Beispiel), eine „Handlungsempfehlung" als unverbindlicher Vorschlag, eine „gemeinsam getroffene Entscheidung" als „für den Papierkorb" (die wirklichen Entscheidungen erfolgen woanders…).
6. Kommunikationswege und -orte: Kommunikationswege beschreiben die Wege, auf denen Informationen innerhalb der jeweiligen Arbeitseinheit und aus ihr hinaus bewegt werden und zirkulieren: was auf dem „kurzen

Dienstweg" geregelt werden kann – und was nicht; was über „Klatsch"
und „Gerüchte" verbreitet werden kann – und was nicht; was Gegenstand des „Flurfunks" ist – und was nicht. Orte sind Knotenpunkte von
Kommunikationsnetzen; hier ist die Frage des (selektiven) Zugangs wesentlich: zur Kaffeeküche (Stockwerk-Bewohnerinnen unter sich), ins Lehrer-
zimmer (Lehrer unter sich), zum Damenklo (Kolleginnen unter sich), zum
Balkon (Raucher unter sich).

Sich innerhalb der Arbeitskultur der jeweiligen Arbeitseinheit souverän und
gekonnt zu bewegen, ist eine wesentliche Bedingung für die Zuschreibung eines
positiven sozialen Status innerhalb der Arbeitseinheit, entscheidet über die Zuge-
hörigkeit und über das Ausmaß an Anerkennung, das dem Einzelnen gezollt wird.

Wer erfolgreich an seinem Arbeitsplatz kommunizieren will, ist also gut
beraten, die konkreten Kommunikationsverhältnisse, die dort wirksam sind, zu
erforschen und zu verstehen.

3.2 „na und?" – Kommunikation bedeutet wechselseitige Abhängigkeit

Wir sind in Begegnung mit anderen Menschen in vielfacher Weise abhängig
von diesen und ihrem Verhalten. Auf zwei Gesichtspunkte soll hier aufmerksam
gemacht werden:

- interaktive Bezogenheit: Wir sind in unserem Verhalten stets orientiert an dem,
  was die anderen Gesprächsbeteiligten tun
- Abgrenzungsleistungen: Wir entwickeln unser Selbstverständnis stets (auch)
  über Abgrenzungen den anderen Gesprächsbeteiligten gegenüber.

Interaktive Bezogenheit:
    „Wie wir in Gesprächen eine bestimmte Botschaft formulieren, hängt
von unserem Gegenüber ab; dabei lassen wir uns schon im Vollzug unserer
Formulierung von den Reaktionen unseres Gegenüber – und seien sie noch so
minimal – leiten: ein Zucken des Augenlids, eine abwehrende Geste beeinflusst
unser Sprechen schon im Sprechprozess selbst und führt vielleicht dazu, dass
wir schneller, eindringlicher sprechen, unsere Mitteilung paraphrasieren, ins
Stocken oder ganz aus dem Konzept geraten. Jede Äußerung in Gesprächen findet
unter Anwesenheit eines oder mehrerer Gesprächspartner statt; jede Äußerung
ist wesentlich auf die anderen Anwesenden bezogen und wird erst durch diese

vervollständigt. Diese Bezogenheit ist essentiell – einen ‚Witz' haben wir erst dann erzählt, wenn unser Gegenüber lacht." (Langfeldt und Nothdurft 2015, S. 144). Prägnant zeigt sich interaktive Bezogenheit in Konfliktfällen, in denen man auf den Anderen fixiert ist und ihn geradezu „belauert".

Abgrenzungsleistungen:

Wir verstehen uns in der Begegnung mit anderen Menschen aufgrund von Abgrenzungsleistungen, über die wir uns in Unterscheidung von anderen Menschen definieren (Boszormenyi-Nagy 1975). In welcher Weise diese Abgrenzung erfolgt, hängt von der jeweiligen Begegnung ab. Stets aber ist die konkrete Abgrenzung gebunden an die Präsenz Anderer, die gleichsam den Hintergrund (Kontextverankerung) darstellen, vor dem ich selbst mich als Figur abheben kann.

Je nachdem wie die Abgrenzungsleistung erfolgt, definiere ich mich als strikt unterschiedlich von meinem Gegenüber („ich bin ganz anders"), profiliere mich ihm gegenüber („so bin ich"), erhöhe ich mich ihm gegenüber („Du kannst das nicht – ich aber schon"), erniedrige mich, begebe mich in Abhängigkeit („ich brauche dich") oder identifiziere mich mit ihm („wir"). Die Abgrenzungsleistungen sind an die Besonderheiten der jeweiligen Begegnung gebunden; das bedeutet, dass jede Begegnung aufs Neue die Persönlichkeitsgrenzen bestimmt. Diese Abgrenzung macht den „Beziehungssinn" einer Begegnung aus. So hat zum Beispiel eine von außen als endlose Serie sinnloser böser Sticheleien zwischen Kollegen erscheinende Interaktion ihren Beziehungssinn in den Abgrenzungsleistungen, durch die die beiden Beteiligten sich ihrer Selbstdefinition (als „gut") vergewissern. Auch der Stellenwert einer Abgrenzungsleistung variiert mit der jeweiligen Begegnung. Wir alle haben „relevante Andere", Menschen, die für uns in besonderem Maße wichtig sind, das heißt über die wir uns in besonderem Maße definieren, eben: abgrenzen. Relevante Andere sind daher in zweifacher Weise für das eigene Selbstverständnis wichtig: Zum einen als Bestandteil der inneren Selbsterfahrung und zum zweiten als reale Personen in der Kommunikation.

Abgrenzungsleistungen sind für das Selbst-Bewusstsein in zweifacher Weise von entscheidender Bedeutung – zum einen entstehen innere Konstrukte, die ihrerseits weitergehende Abgrenzungsleistungen unterstützen (z. B. das Konstrukt des „anständigen Menschen", mit dessen Hilfe es gelingt, sich anderen Menschen gegenüber zu profilieren); zum anderen werden Bilder von Anderen als Moment von Abgrenzungen verinnerlicht und auf zukünftige Beziehungen übertragen. So wie wir uns von Anderen abgrenzen und diese für eine Bildung unseres Selbstverständnisses als Objekte benutzen, ebenso erfüllen wir selbst für Andere die gleiche Funktion. „Ein Teil unserer Beziehungen mit anderen beruht auf unserem Nutzen für ihre Selbstabgrenzung" (Boszormenyi-Nagy 1975, S. 61).

Diese Abhängigkeiten von Anderen stehen in einem Spannungsverhältnis zu Vorstellungen von Autonomie und Selbstbestimmung aus sich heraus. Dieses Spannungsverhältnis kann nicht zugunsten einer der Pole aufgelöst werden – weder „mit dem Kopf durch die Wand" noch mit Selbstaufgabe. Dieses Spannungsverhältnis gilt es in jedem Gespräch den konkreten Bedingungen entsprechend auszutarieren.

3.3 „Gut, gell?" – Kommunikation und das Bedürfnis nach Anerkennung

Jeder Mensch hat ein natürliches Bedürfnis nach Anerkennung und Wertschätzung. Anerkennung durch Andere ist *die* Quelle von Selbstverständnis (Identität) und Selbstbewusstsein. Das Arbeitsleben ist neben Familie und Freizeitbereich eine der wesentlichen Quellen, aus der ein Mensch Anerkennung gewinnen kann – oder sie ihm versagt wird. Die Folgen in Form von Depressionen, Erschöpfung und burn-out sind hinlänglich bekannt.

Anerkennung bedeutet stets „Anerkennung als ..." – als „jemand", als „Verkaufsgenie", als „brillanter Geist", als „kreativer Kopf", als „Mutter der Abteilung", als „Arbeitsbiest", als „Mitarbeiter des Monats",... Mit Anerkennung ist also stets eine gesellschaftliche Typisierung verbunden. Als „was" eine Person anerkannt werden kann, ist in der jeweiligen Anerkennungsordnung (s. u.) geregelt.

Ein Beispiel:

Der Mitarbeiter der Abteilung gibt sich mit der Ausarbeitung der Vorlage für seinen Chef große Mühe. Entsprechend hoch sind seine Erwartungen, nachdem er sie ihm hat zukommen lassen. Es passiert jedoch – nichts. In einem Gespräch mit seinem Kollegen kann der Mitarbeiter seine Enttäuschung nicht verbergen. Der Kollege versucht ihn aufzumuntern: „Du weißt doch, wie's bei uns zugeht: Nicht gemeckert ist gelobt genug.".

Auf einige Tücken von Anerkennung soll im Folgenden aufmerksam gemacht werden:

Eine Tücke von Anerkennung liegt darin, dass sie von Anderen gezollt werden muss, um etwas wert zu sein. Anerkennung ist kein Gut, das durch einen selbst erzeugt werden kann („Gut, gell?"). Ein Lob, das erst auf Aufforderung hin gezollt wird, ist eben nichts wert.

Eine andere Tücke von Anerkennung liegt darin, dass die Anerkennung Anderer immer auch als Einschränkung oder Schmälerung eigener Autonomie oder Minderung eigener Leistung empfunden werden kann und daher versagt wird. Daher kann es mit dem Ziel eigener Ego-Stärkung (Extremfall: Narzissmus) eben auch zu Formen von „negativer Anerkennung" durch typische Rituale (Pfab 2018) kommen: Degradierungszeremonien, Entwertungen, Herabwürdigungen sind die „dunkle" Seite der Anerkennungsmedaille.

Eine dritte Tücke von Anerkennung liegt darin, dass jede Anerkennungspraxis eine Dynamik entfaltet, die zu ihrer „Kritik und Überholung" führt (Weber 2013, S. 141) – Anerkennung verbraucht sich. Der Fall des „Mitarbeiters des Monats" ist ein prägnantes Beispiel: Irgendwann „muss jeder mal drankommen".

Was Anerkennung „verdient", hängt wesentlich von der Anerkennungsordnung ab, die in einer Organisation oder einem Unternehmen oder einer sozialen Gruppe besteht. „Mit dem Begriff der ‚Anerkennungsordnung' wird das kultur-, millieu- und gruppenspezifische System von Standards, Kriterien und Gesichtspunkten bestimmt, aus dem heraus Anerkennung für kommunikative Leistungen gezollt wird. In der Anerkennungsordnung ist geregelt, wer (Autorität) für was (performative Leistung) in welcher Weise (Anerkennungsmodi) Anerkennung gewinnt bzw. gewährt." (Nothdurft 2007, S. 118).

Anerkannt zu werden bedeutet Menschen sehr viel – auch am Arbeitsplatz. Der gekonnte Umgang mit dem hohen Gut Anerkennung eröffnet wichtige Möglichkeiten der Kommunikation. Daher muss es auch darum gehen, einen Kommunikations-Kontext zu schaffen, der es dem Gegenüber möglich macht oder erleichtert, Anerkennung zu zollen. Die Etablierung einer Anerkennungskultur in einem Unternehmen ist daher eine wesentliche Aufgabe.

3.4 „Wie meinen Sie das?" – Kommunikation ist Ko-Konstruktion von Bedeutung

In und durch Kommunikation schaffen wir Fakten und nehmen wir Beurteilungen vor – wir einigen uns auf gemeinsame Zielsetzungen, setzen uns in Kenntnis über die Sachlage, grenzen uns gegen andere Auffassungen ab, prüfen und akzeptieren Positionen oder verwerfen sie, versichern uns gemeinsamer Überzeugungen – und stellen andere infrage, kommen zu Beurteilungen, ändern Überzeugungen.

Dass Menschen sich „ihre" Wirklichkeit konstruieren, ist mittlerweile als sogenannter „Konstruktivismus" selbst eine weitverbreitete Überzeugung, eine „Konstruktion", geworden. Dass dies weitgehend in gemeinsamer Aktion, in

Kommunikation, geschieht, dass Menschen Wirklichkeit also *ko*-konstruieren, ist aber mindestens so bedeutsam, denn Menschen sind nur in seltenen Momenten und Fällen Einsiedler – sie bedürfen zu einem sicheren Weltverständnis der Bekräftigung und Vergewisserung Anderer.

Interaktionsanalytische Studien haben dieses Moment von Ko-Konstruktion sichtbar gemacht: Was „das Problem" eines Klienten in einer Beratung ist, erweist sich als Ergebnis eines Aushandlungsprozesses zwischen ihm und der Beraterin, in dessen Verlauf es durchaus zu erheblichen Veränderungen dessen kommen kann, was den Klienten zum Aufsuchen einer Beratung motiviert hatte (vgl. Nothdurft 1984). Das Gleiche gilt für „Aufträge" von Kunden, Beurteilungen von Leistungen, Bewertungen von Fehlern, Entscheidungen, die getroffen werden, Einigungen, die erzielt werden. („Einsame Entscheidungen" sind die Ausnahme.) Entscheidungen, Fakten, Daten sind das Ergebnis von Aushandlungsprozessen, in die die Vorstellungen, Werte, Haltungen, Positionen, Interessen, Kenntnisse und Empfindungen der Beteiligten eingehen, und die durch die speziellen Kommunikations-Formate, die sprachlichen Mittel (Terminologie), in denen die Prozesse erfolgen, und deren organisatorische Rahmenbedingungen mitgeprägt werden. Was etwas bedeutet, ist also wesentlich vom Kontext abhängig (Pfab 2019). Ein schönes Beispiel ist die Markierung einer Aussage in einer Besprechung als entweder „gesagt" oder „nebenbei gesagt". Die Kommunikationsforscherinnen Cook-Gumperz und Gumperz (1984) haben dies als „on-record" (zu Protokoll gegeben, offiziell gesagt) bzw. „off-record" („nur so vor sich hin gesagt") bezeichnet. Die Markierung erfolgt als „off-record" durch Veränderung der Lautstärke (leiser), der Deutlichkeit des Sprechens (undeutlich), der Sprechgeschwindigkeit (schneller), des Blickkontakts zu den Anderen (gering) und der Kopfhaltung (gesenkt). Durch solche „off-record"-Bemerkungen kann man sich gleichsam an eine gemeinsam geteilte Auffassung „heranpirschen", ohne das Risiko einzugehen, sich „zu weit aus dem Fenster hinausgelehnt" zu haben bzw. auf eine Aussage „festgenagelt" zu werden.

Die Auffassung, dass die Wirklichkeit von Menschen in Interaktion hergestellt wird, hat vielfach zu dem Fehlschluss verführt, dann ließe sich die Wirklichkeit auch kurzerhand „umkonstruieren". Eine solche Auffassung unterschätzt die Stabilität und Beständigkeit, die Konstruktionsprozessen und ihren Resultaten innewohnt. Die Stabilität von Vorurteilen und Stereotypen ist nur ein Beispiel dafür.

Gleichwohl empfiehlt sich ein kritischer Blick auf das Zustandekommen von Konstruktionen im alltäglichen Arbeitsprozess und eine gewisse Zurückhaltung gegenüber ihrer Faktizität und ein Ausloten von Bedeutungs-Spielräumen.

3.5 „Das haut mich um!" – Kommunikation wirkt auf Kopf, Herz und Hand

Kommunikation ist weit mehr als die Übermittlung von Botschaften, die verschlüsselt, gesendet und entschlüsselt werden. Das obstinate Festhalten an dem völlig unangemessenen Sender-Empfänger-Modell wie auch dem des Vier-Seiten-Modells kann auch als hilfloser Reflex auf die Erfahrung kommunikativer Komplexität verstanden werden. Kommunikation trifft auf den Menschen in seiner ganzen Körperlichkeit und betrifft ihn in seiner ganzen Existenz. Warum sonst wären wir aufgeregt vor einer Präsentation, warum sonst würden wir vor Wut rot anlaufen angesichts einer unverschämten Anschuldigung, warum sonst würden wir am liebsten im Erdboden verschwinden nach einer Bemerkung, die Peinlichkeit auslöst. Wir erleben Kommunikation existentiell und mit allen Sinnen und es ist bei weitem nicht nur ein kognitives Entschlüsseln, sondern ein sinnliches Erleben – wir werden beeindruckt, überrascht, irritiert, bezaubert, abgeschreckt, angewidert, gekränkt, …

Beispiel:

Auf dem Londoner Flughafen Heathrow mehrten sich eines Tages die Beschwerden von Fluggästen über das unfreundliche Bedienungspersonal in der Essensausgabe. Eine Kommunikations-Beobachtungsstudie, die daraufhin durchgeführt wurde, kam zu folgender, überraschender Entdeckung: Ausschlaggebend war etwas so „Unbedeutendes" wie die Art der Betonung einer Frage. Wenn nämlich die (übermüdeten, von Verspätung genervten usw.) Fluggäste ihr Essen im Empfang nahmen, kamen sie zur Soßen-Ausgabe – Soße auf Englisch: gravy – und erwarteten dort, gefragt zu werden, ob sie auch Soße zu ihrem Essen haben möchten („Möchten Sie Soße?"). Die Art, wie das Personal das Wort „gravy" aussprach, wirkte auf die Gäste barsch und ungeduldig. („Nun nehmen sie gefälligst schon Soße."). Das Personal jedoch war sich keiner Schuld bewusst und beteuerte, die Gäste freundlich gefragt zu haben. Das Rätsel löste sich dadurch auf, dass das Bedienungspersonal pakistanischer Herkunft war und man in Pakistan eine Frage als solche dadurch markiert, dass man sie mit fallender Intonation ausspricht – während bei uns die Intonation am Ende einer Frage aufsteigt. Eine Aussage mit fallender Intonation empfinden wir dagegen als gesprochen „im Befehlston".

Kommunikation ist – wie man heute in der Forschung sagt – *multimodal*. Eine kommunikative Handlung wirkt durch das Zusammenspiel verbaler, klanglicher, gestischer, mimischer, körperlicher und räumlicher Faktoren der Handlung *und* der Wahrnehmung des Handelnden auf den Verstand, das Gefühl und die Körperempfindung, also „ganzheitlich", und führt eben zu entsprechend komplexen Reaktionen, die in erheblichem Maße nicht bewusster Kontrolle unterliegen. Diese Erkenntnis war frühen Forschungen zur Sozialbeziehung noch sehr geläufig (Straus 1935; Scheler 1923). Sie ging später verloren, ist aber in neuerer Zeit wiederentdeckt worden (Dreyfus und Taylor 2016; Fuchs 2017; Pfab 2020a). Für die Etablierung einer Beziehung zwischen den Beteiligten sind es gerade die Prozesse des unmittelbaren ganzheitlichen Erlebens von Äußerungen und Handlungen, die darüber entscheiden, ob eine kommunikative Situation als „stimmig" und „glatt" oder „quälend" und „mühsam" erlebt wird, ob eine Atmosphäre als „beschwingt" oder „angespannt" erlebt wird, ob man vielleicht sogar miteinander in einen „flow" gerät oder stattdessen „die Chemie gar nicht gestimmt hat".

„Man weiß aus Gesprächsuntersuchungen, dass die Beteiligten sich in einem Gespräch gut aufgehoben fühlen, wenn die Redebeiträge aufeinander abgestimmt (synchronisiert) erfolgen, wenn die Beteiligten beim Reden einen gemeinsamen Sprechrhythmus ausbilden, wenn der Blickkontakt stimmig ist, wenn die Weise, in der auf sie reagiert wurde, resonant ist, wenn Gedanken, die sie geäußert haben, weitergesponnen werden, wenn der Gesprächspartner eine eigene Äußerung ergänzen konnte, bevor sie ausformuliert wurde, oder ein Wort gefunden wurde, wenn es einem selbst nicht einfiel, wenn man auch in der Körperhaltung einander zugewandt war, wenn eine Veränderung der eigenen Körperhaltung auch den Anderen in Bewegung brachte, wenn der Andere einen Gedanken, den man selbst nur vage formulieren konnte, „auf den Punkt" brachte – kurz, wenn die Beteiligten das Gefühl hatten, *miteinander* zu sein. Nothdurft und Schwitalla (1995) stellen die Analogie des Miteinander-Redens zum gemeinsamen Musizieren her, um das starke Moment der Gemeinsamkeit, das Aufeinander-bezogensein der v.a. non-verbalen Feinabstimmung, der ästhetischen Qualität des Geschehens und das Moment des Gelingens zu betonen. Dies sind Erlebnis-Qualitäten von Kommunikation – Wohlbefinden, Spannung, Unbehagen, Furcht, Gelöstheit – üblicherweise in Kombination miteinander. Dieses Erleben – und das ist entscheidend – steuert das Geschehen auf allen anderen Gesprächsebenen: auf der Ebene des Informationsaustauschs und auch auf der des Verstehens." (Pfab 2020a, S. 34).

Diese „Ganzheitlichkeit" hat ihren Preis: Kommunikation ist komplexes Geschehen, es passiert viel auf einmal und wird schnell unübersichtlich. Und flüchtig ist das Geschehen auch noch. Unter solchen Umständen neigen wir zu Vereinfachungen, insbesondere auf das, was wir gut erkennen und benennen können, z. B. verbale Inhalte gegenüber non-verbalen Empfindungen. Dies führt zu „trügerischen Sicherheiten", z. B. „Ich habs doch unmissverständlich gesagt" oder „Ich habs genau gehört". Dieses Haltung ist insbesondere in Situationen von Stress oder Bedrohung des eigenen Selbst (Konflikt) verständlich, es lohnt aber, auch und gerade dort ein Sensorium für das komplexe kommunikative Geschehen zu entwickeln, eine Sensibilität, die manchmal auch als „Feinfühligkeit" bezeichnet wird.

3.6 „Alles Theater!" – Der Aufführungscharakter von Kommunikation

Jede Äußerung in Kommunikation ist eine Äußerung *von jemandem*. Sprechen ist elementar mit einer Sprecherin verbunden. Jede Äußerung ist damit automatisch ein Akt der Selbstdarstellung. Mit jeder Äußerung versuchen wir, uns ins „rechte Licht" zu setzen. In diesem Sinne hatte der Soziologe Erving Goffman geschrieben: „Wir alle spielen Theater" (2017). Wir betreiben Selbstdarstellung, wir spielen Rollen. Wir verbergen uns hinter Masken und wir achten bei unserer Rede auf eine Wirksamkeit des Sprechens – wir inszenieren uns und unser Sprechen.

Ein Beispiel:

Ein Kollege erzählt während des Mittagessens in der Kantine von seinem jüngsten Verkaufserfolg bei einem wichtigen Kunden. Er vergisst nicht, die anfängliche Skepsis des Kunden zu betonen, schildert ausgiebig seine Verkaufsargumente, imitiert den Kunden, setzt Kunstpausen, kommt schließlich zum Höhepunkt – der Akzeptanz seines Angebots durch den Kunden. Er erzählt seine Geschichte spannend und unterhaltsam seinen Kollegen, die mit ihm am Tisch sitzen. Die sind beeindruckt. Unser Kollege hat jedoch noch einen anderen Zuhörer im Visier – einen Kollegen am Nebentisch, mit dem er seit langem um Verkaufserfolge rivalisiert – und dieser ist der eigentliche Adressat seiner Botschaft.

In vielen Situationen beruflicher Kommunikation haben wir es nicht nur *mit einem* Zuhörer zu tun (auch deshalb scheitern einfache Sprecher-Hörer-Modelle an der Wirklichkeit), sondern mit mehreren, und zwar mit unterschiedlichem Status – es gibt den unmittelbaren Adressaten, es gibt ungebetene „Lauscher", es gibt das eigentliche „Zielobjekt", das mithören soll, es gibt „die Zuhörer", die in der Rolle eines Publikums agieren – und im Hinblick auf diese unterschiedlichen Beteiligungsrollen will Kommunikation „designed" sein und präsent werden. Sie ist inszeniert.

Das Moment der Selbstdarstellung und Inszenierung des Sprechens ist der abendländischen Kultur seit langem vertraut. Schon im 17. Jhdt. gab es Regelwerke für solche Inszenierungen – und dafür, solche Inszenierungen zu entlarven.

Ein Standardwerk aus dieser Zeit, Gracians „Handorakel oder die Kunst der Welt-
klugheit", ist im 20. Jhdt. als „Gracian für Manager" wieder aufgelegt worden!
(Hemel 2008).

Obwohl Werte wie Aufrichtigkeit, Wahrhaftigkeit und Ehrlichkeit hohe Güter
unserer Kommunikationsmoral sind, sind wir doch Meister darin, Andere – und
uns selbst – zu betrügen, Dinge zu beschönigen, Andere zu täuschen, Information
zu verheimlichen, uns zu verstellen und Anderen etwas vorzuspielen. Und wir
müssen damit rechnen, dass Andere uns gegenüber das gleiche tun. Der Bereich
kommunikativer Täuschungen geht weit über die von unserer konventionellen
Moral achselzuckend tolerierten „weißen Lüge" (Notlüge) hinaus. Er umfasst das,
was Erving Goffman (2017) „Informationskontrolle" genannt hat: Aktivitäten, mit
denen man diskreditierende persönliche Eigenschaften verbirgt, Ehrbezeugungen
aus Höflichkeit, z. B. Komplimente, Inszenierungen, mit denen man Andere beeindruckt, Techniken der Selbstdarstellung, mit denen man sich selbst ins beste Licht
rückt, Schmeicheleien Kunden gegenüber und anderes mehr. Es sei dahingestellt, ob
dies auch für das sogenannte „Privatleben" gilt – die Rahmenbedingungen arbeitsweltlicher Kommunikation entsprechen jedenfalls nicht den Anforderungen an
eine „ideale Diskursgemeinschaft"- und können dies auch nicht. Nur auf Vertrauen
zu setzen wäre blauäugig. Sosehr die Haltung des Vertrauens für Kommunikation
unerlässlich ist, so sehr ist angesichts der Alltäglichkeit von Täuschungs-
phänomenen zugleich Argwohn als Grundhaltung in Kommunikation angebracht.

Ein weiteres Moment kommt hinzu:

Arbeit muss sichtbar sein, insbesondere unter Arbeitsbedingungen, die
durch Auflösung stabiler Strukturen gekennzeichnet sind (Voswinkel 2010).
Gleichzeitig bedeutet Sichtbarkeit aber auch Kontrollierbarkeit. So bewegt
sich die Inszenierung von Arbeit stets in einem doppelten Spannungsfeld von
Anerkennung und Kontrolle im Falle der Herstellung von Sichtbarkeit und dem
von Autonomie und Vertrauen im Falle des unsichtbaren („stillschweigenden",
„back-office"-) Vollzugs von Arbeit.

Situativ angemessene Selbstdarstellung und „Leistungsschau" und die
Fähigkeit zum Durchschauen von Inszenierungen sind somit Bestandteil
kommunikativer Kompetenz.

3.7 „Was sagt denn Ihr Chef dazu?" – Der systemische Charakter von Kommunikation

Jede Kommunikation ist eine Intervention in einen bestehenden Zustand. Ein
Redebeitrag kann ein Paukenschlag sein, eine Wendung einleiten, schlafende
Hunde wecken, jemanden ins Zentrum rücken oder an die Wand spielen. Dieser

„bestehende Zustand" ist das jeweils aktuelle Kommunikations-System und führt zu einer Rekonfiguration des Systems, die je nach Eigenlogik des Systems unterschiedlich erfolgt. Das System – das sind die anderen Beteiligten an der Kommunikation und die Ordnung, die sich im Verlauf ihrer Kommunikation etabliert hat, die Fixierung auf ein Thema in einer Besprechung, die Rollenverteilung in einer Abteilung, die Gruppenmentalität in einem Projektteam.

Beispiel

Auf der Station eines Krankenhauses stöhnen die Mitarbeiter über die immer ruinöseren Arbeitsbelastungen, die inzwischen schon das ganze Betriebsklima ruinieren. Die Mitarbeiter klagen aber auch einhellig über einen Kollegen, der immer wieder etwas falsch macht, Sonderrechte einfordert, ausschert und „irgendwie anders" ist. Er ist immer wieder Anlass und Gegenstand der Gespräche zwischen den Kollegen, die sich dann über ihn vehement aufregen.

Dieses Reden über den Kollegen hat eine bestimmte Funktion im Kommunikations-System dieser Krankenhaus-Station: Das gemeinsame Sich-Aufregen über den Kollegen schafft – neben der Bindung durch das Format „Klatsch" – ein Gefühl der Solidarität und dient damit dazu, das Betriebsklima (System) aufrechtzuerhalten – auch und gerade bei Belastung von außen (Umwelt). Das Verhalten dient also dem System – allerdings auf Kosten eines der Mitarbeiter.

Der systemische Charakter von Kommunikation wird in der Betrachtung von Kommunikationsereignissen gerne außer Acht gelassen, insbesondere wenn es um die Betrachtung von Kommunikations-„Pannen" und „schiefgelaufener" Kommunikation geht. In solchen Fällen ist die Suche nach einem Schuldigen das reflexartig einsetzende Deutungs- und Handlungsmuster mit der Logik von „Zustand als Ergebnis *einer* Ursache bzw. *eines* Verursachers" – ein Deutungsmuster, das gerade in Situationen von Stress aktiviert wird, z. B. in Fällen von Streit und Auseinandersetzung. Während der Erfolg bekanntlich viele Väter hat, braucht der Misserfolg oder Konflikt nur *einen* Schuldigen. Dies ist in vielen Fällen jedoch zu kurz gegriffen und verkennt das komplexe Zustandekommen von Betriebsresultaten. Sinnvoller ist es, statt von „Verursacher" von „Beteiligungsweise von ..." zu sprechen, den systemischen Charakter von Resultaten in den Blick zu nehmen und zu fragen, wer in welcher Weise am Zustandekommen des Resultats beteiligt war.

3.8 „Da reicht schon ein Blick." – Kommunikation und Macht

Jede kommunikative Handlung ist eine Handlung, die an und auf jemanden gerichtet ist, die ihn erreichen soll – ob wir jemanden bestätigen, beruhigen, kritisieren, ermutigen, belehren oder betrügen, in jedem Fall bezwecken wir eine

Veränderung seines gegenwärtigen Zustandes, wir wollen ihn beeinflussen. In diesem Sinne ist jede Kommunikation Ausübung von Macht.

Dieses allgemeine Merkmal erfährt im Falle arbeitsbezogener Kommunikation nochmal eine Zuspitzung:

> „Arenen heftiger Kämpfe, heimlicher Mauscheleien und gefährlicher Spiele mit wechselnden Spielern, Strategien, Regeln und Fronten. Der Leim, der sie zusammenhält, besteht aus partiellen Interessenkonvergenzen, Bündnissen und Koalitionen, aus side payments und Beiseitegeschafftem, aus Kollaboration und auch aus Résistance, vor allem aber: aus machtvoll ausgeübtem Druck und struktureller Gewalt; denn wer wollte glauben, daß dieses unordentliche Gemenge anders zusammen- und im Tritt gehalten werden könnte?
>
> Die Machiavelli der Organisation sind umringt von Bremsern und Treibern, change agents und Agenten des ewig Gestrigen, Märtyrern und Parasiten, grauen Eminenzen, leidenschaftlichen Spielern und gewieften Taktikern: Mikropolitiker allesamt. Sie zahlen Preise und stellen Weichen, errichten Blockaden oder springen auf Züge, geraten aufs Abstellgleis oder fallen die Treppe hinauf, gehen in Deckung oder seilen sich ab, verteilen Schwarze Peter und holen Verstärkung, suchen Rückendeckung und Absicherung, setzen Brückenköpfe und lassen Bomben platzen, schaffen vollendete Tatsachen oder suchen das Gespräch. Daß es ihnen um die Sache nicht ginge, läßt sich nicht behaupten; aber immer läuft mit: der Kampf um Positionen und Besitzstände, Ressourcen und Karrieren, Einfluß und Macht.“ (Küpper und Ortmann 1992, S. 7).

In der organisationswissenschaftlichen Literatur spricht man, wenn man Prozesse der kommunikativen Gestaltung von Arbeitssituationen untersucht, treffend von „Mikropolitik“. Man versteht darunter die alltäglichen „Machenschaften“ der Reproduktion kommunikativer Verhältnisse. „Mit der Konzentration auf Mikropolitik erfolgt eine Akzentsetzung zugunsten der unauffälligen Feinstruktur des politischen Handelns“, schreibt der Organisationswissenschafter Neuberger (1995, S. 1). Es geht um „das Arsenal jener alltäglichen ‚kleinen‘ Techniken, mit denen Macht aufgebaut und eingesetzt wird, um den eigenen Handlungsspielraum zu erweitern und sich fremder Kontrolle zu entziehen.“ (Neuberger 1994, S. 261).

Das folgende Beispiel ist einem Text von Franz Kafka entnommen, dem „größten Experten“ der Macht, wie der Schriftsteller Elias Canetti (1995) Kafka einmal tituliert hat:

> „Man schämt sich zu sagen, womit der kaiserliche Oberst unser Bergstädtchen beherrscht. Seine wenigen Soldaten wären, wenn wir wollten, gleich entwaffnet. Hilfe für ihn käme, selbst wenn er sie rufen könnte – aber wie könnte er das? – tage- ja wochenlang nicht. Er ist völlig auf unseren Gehorsam angewiesen, sucht ihn aber weder durch Tyrannei zu erzwingen noch durch Herzlichkeit zu erschmeicheln. Warum dulden wir also seine verhaßte Regierung? Es ist zweifellos: nur seines Blickes wegen.“ (Kafka, Die Abweisung, zitiert nach Krippendorff 1990, S. 120)

Der Ansatz der Mikropolitik betont die Bedeutung der konkreten Kommunikationssituation, die Dynamik, die sich in ihr entfaltet und die Rahmenbedingungen der Situation, um das Zustandekommen von Machtverhältnissen im alltäglichen Umgang miteinander aufzudecken und zu verstehen. Es sollte allerdings nicht der Eindruck entstehen, als würden sich Machtverhältnisse in kommunikativ „Spielchen" auflösen lassen. Immer spielen strukturelle Gewaltverhältnisse und übergeordnete Einflusssphären als Rahmenbedingung des Handelns eine Rolle.

3.9 „Yes, yes, Sir!" Der interkulturelle Charakter von Kommunikation

Ob in Gestalt multikultureller Teams, als Klientel „mit Migrationshintergrund" sozialamtlicher Beratungsarbeit, als Geschäftspartner aus anderen Regionen der Welt, als Moment der Betreuung durch ausländische Pflegekräfte, als Folge der Entsendung ins Ausland – der interkulturelle Charakter ist in der Kommunikation im Arbeitsleben längst angekommen, er ist der Normalfall von Kommunikation. Dabei geht es nicht nur um Begegnungen zwischen Menschen aus unterschiedlichen Regionen der Welt – schon die Begegnung mit Kolleginnen aus anderen Fach-Kulturen kann Momente der Fremdheit und Befremdung erzeugen, die irritieren, verunsichern, verärgern, aber auch anregen und inspirieren können.

Im interkulturellen Charakter von Kommunikation spiegelt sich das Spannungsfeld von Eigenem und Fremden, der Identifikation und der Abgrenzung. Es handelt sich um einen elementaren psychischen Prozess, den man gut in Gruppenbildungsprozessen beobachten kann (Tajfel und Turner 1986). Schon kleinste Markierungen von Unterschieden erzeugen Abgrenzungsprozesse zwischen „uns" und „denen", die sich allzu häufig weiter zu „Konstruktionen" stabilisieren und oft genug schwer zu revidieren sind.

Wir alle kennen Momente in Kommunikation, in denen wir ein tiefgreifendes Unverständnis empfinden angesichts des Verhaltens unserer Gegenüber. Eine typische Reaktionsweise auf diese Grunderfahrung zwischenmenschlicher Kommunikation ist ein „Wie kannst du nur…". In dieser Reaktionsweise spiegelt sich deutlich, dass es sich nicht nur um ein „normales" Missverständnis handelt, sondern dass die Voraussetzungen für ein gegenseitiges Verstehen in diesem Moment infrage stehen. Solche Momente tiefgreifenden Unverständnisses finden wir z. B. in Konfliktgesprächen, wenn unser Gegenüber ein bestimmtes Verhalten in einer Weise interpretiert, die für uns so gar nicht nachvollziehbar ist, in Momenten also, in denen wir nicht nur anderer Meinung sind, sondern nicht nachvollziehen können, wie man zu der fremden, geäußerten

Auffassung überhaupt kommen kann (Nothdurft 1995, Pfab 2020b). In solchen Momenten erleben wir die prinzipielle Andersartigkeit des Anderen deutlich als Fremdheit: der Andere ist uns fremd.

Begegnungen mit anderen Kulturen waren schon immer Bestandteil menschlicher Zivilisation – in Gestalt von Handel, Migration, Kriegen und wissenschaftlichem Austausch (Frankopan 2017). Was Europa angeht, so kommt es seit dem 15. Jhdt. durch den sich ausbreitenden Kolonialismus zu einer Intensivierung interkultureller Begegnungen in Formen der Versklavung, Unterdrückung und Vernichtung. „Globalisierung" ist keineswegs ein neues Phänomen (Pfab und Pfab 2019), es verändern sich allerdings die Formen, in denen sie erfolgt – gegenwärtig in ökonomischem Austausch und Ausbeutung, Flucht und Migration und Tourismus (nach Erdöl- und Automobilindustrie der drittgrößte Wirtschaftsbereich weltweit) mit den entsprechenden Arbeitsfeldern.

Die praktische Relevanz interkultureller Aspekte von Kommunikation ist in entscheidendem Maße von der Verortung von Interkulturalität im jeweiligen konkreten Arbeitskontext abhängig – dem Sprach-„Regime" (Meyer 2018). Zwar spielt auch die Handhabung von Interkulturalität auf übergeordneten organisatorischen Ebenen eine gewisse Rolle, z. B. die Betonung von „Diversity" oder Interkulturalität im Leitbild eines Unternehmens oder einer Behörde, aber entscheidend ist das konkrete „Sprach-Regime", d. h. die Regeln des Umgangs und der Umgang selbst (die Praxis) mit dem Thema im unmittelbaren Arbeitskontext. (Eine Besonderheit bilden international aufgestellte Unternehmen, z. B. Lufthansa, die angesichts der Vielfältigkeit der Kulturen der eigenen Belegschaft eine eigene „Spezialkultur" entwickelt haben, innerhalb derer von der Belegschaft kommuniziert wird.) Sprach-Regimes reichen von strikter Orientierung an Einsprachigkeit (z. B. Behördenmitarbeiter mit Berufung auf Gesetze) über Einsatz von Dolmetschern oder dem Einsatz von Englisch als einer „lingua franca" bis hin zu expliziter Mehrsprachigkeit, z. B. in einem bilingualen Studienprogramm oder der Abteilung eines international agierenden Konzerns. Für Sprach-Regimes ist charakteristisch, dass sie neben zweckrationalen Erwägungen immer auch durch gesellschaftlich-kulturelle bzw. ideologische Gesichtspunkte (z. B. „Leitkultur") geprägt sind.

Neben dem herrschenden Sprach-Regime, das Orientierungen bzw. Anweisungen für den Umgang mit Interkulturalität vorgibt, spielt das Wissen, das sich die Mitglieder einer Arbeitseinheit über Interkulturalität angeeignet haben, eine wesentliche Rolle. Es äußert sich kommunikationsrelevant in Deutungsmustern, deren sich die Mitglieder im Umgang mit Interkulturalität bedienen. Deutungsmuster (Konstruktionen) basieren auf dem mehr oder weniger gesicherten Wissen über Interkulturalität, wie es z. B. in interkulturellen Trainings erworben wird oder

im Rahmen des jeweiligen Sprach-Regimes kolportiert wird. Solche Deutungsmuster sollen Irritationen in der Kommunikation vorbeugen („Ich weiß schon,
Inder sehen einen beim Reden nicht an. Das ist bei denen so, muss ich mir nichts
bei denken…") oder Irritationen normalisieren („Ah ja, ist halt ein Inder, bei denen
…"). Deutungsmuster sind naturgemäß abstrakt, daher ist mit ihnen eine Stereo-
typisierung verbunden („die Chinesen …", „typisch Ingenieur …"), die das Risiko
der Fehldeutung eines konkreten kommunikativen Vorgangs birgt. (Hinzu kommt,
dass in bestimmten Arbeitskulturen Stereotypisierungen als „politisch inkorrekt"
gelten und gebrandmarkt werden – ohne dadurch freilich zu verschwinden.) Für
Deutungsmuster gelten – wie für andere Diagnosen und Zuschreibungen auch –
zwei Fehlerquellen: Sie werden angewandt, treffen aber im Anwendungsfall nicht zu
(dann kommt es zur sog. „Kulturalisierung") oder sie würden zutreffen, werden aber
nicht angewandt (dann ist es ein Fall von Ignoranz). Im glücklichen positiven Fall
erhellt eine zutreffende kultursensible Deutung den Vorgang – oder das interaktive
Gespür sagt zu Recht, dass es hier interkulturell nichts zu deuten gibt.

In einer Übersicht (Abb. 3.1):

Mit jeder Deutung ist naturgemäß – wie mit jeder Interpretation – das Problem
der Mehrdeutigkeit gegeben (bedeutet die Zustimmung des indonesischen Kollegen
zu einer Anweisung, dass er sie auch tatsächlich befolgt?). Daher wird in diesem
Zusammenhang die Forderung nach Ambiguitätstoleranz erhoben, d. h. die
Forderung, die Fähigkeit zu entwickeln, die Fragwürdigkeit und Vorläufigkeit einer
eigenen Deutung aufrecht zu erhalten, ohne dadurch handlungsunfähig zu werden.

Ob man sich interkulturell sensible Deutungsmuster aneignet, und welche
dies sind, hängt entscheidend vom eigenen Selbstverständnis ab, d. h. davon,
wie man sich in einer konkreten Beziehung zum Gegenüber selbst versteht. Klemm et al. (2011) zeigen in einer Studie über die Kommunikation

Fremde Kultur als:		gesprächs-relevanter Faktor	
		gegeben	nicht-gegeben
	aktiviert	Kultur-Sensibilität	Kulturalisierung
Deutungsmuster	nicht aktiviert	Ignoranz	Gespür

Abb. 3.1 Schlüsse und Fehlschlüsse in der interkulturellen Kommunikation

zwischen europäischen Betriebsräten eines global agierenden Konzerns, dass die deutschen Mitglieder sich und ihre europäischen Kollegen wesentlich über „Gleichheitsannahmen" definierten („Wir sind *alle* Arbeitnehmervertreter, das definiert uns") und dadurch Unterschiede zwischen ihnen und Betriebsräten anderer Nationen nicht in den Blick nahmen bzw. nicht im Bewusstsein hatten, was in der Interaktion faktisch zu Abwertungen und Diskriminierungen führte (S. 129 ff.).

Interkulturelles Wissen kann auf der *kognitiven* Ebene im günstigsten Fall zu einem kultursensiblen Umgang mit den Gesprächspartnern führen. Kommunikation vollzieht sich aber stets – und vor allem! – auf der *affektiven* Ebene des unmittelbaren Erlebens – und die Vorgänge auf dieser Ebene sind nur in sehr begrenztem Maße der Reflexion zugängig und entsprechend steuerbar (s. das Beispiel aus Abschn. 3. 5).

In ganz anderer Weise, aber ebenfalls mit erheblichen Folgen, wirken Handlungen und Äußerungen, durch die Menschen ihr Selbstwertgefühl in erheblichem Maße tangiert oder beeinträchtigt erleben, z. B.: Unpünktlichkeit bei einer Verabredung wird als respektlos empfunden. In solchen Fällen wird das Erleben von Gesprächsmomenten gleichsam ohne Reflexion in unser Innerstes „durchgereicht" und führt dort zu Schutz- und Abwehrreaktionen. Dies gilt generell für jegliche Interaktion, erfährt in Fällen interkultureller Kommunikation aber noch einmal eine Erweiterung, weil man in Fällen kulturidentischer Interaktion mittels gemeinsam geteilter Höflichkeitsregeln „face"-schonend miteinander umgehen kann, diese Höflichkeitsregeln in interkultureller Kommunikation aber gerade nicht miteinander geteilt werden.

Wissen über Höflichkeitsregeln anderer, interaktionsrelevanter Kulturen kann man sich aneignen. Es ist eine wichtige interkulturelle Ressource. Störungsfreie interkulturelle Kommunikation garantiert das Wissen allerdings nicht, weil die Anwendung des Wissens wiederum eine Frage kultureller Praxis ist. Neben dem Wissen über andere Kulturen sehen Pfab und Döppner daher „[…] insbesondere Ambiguitätstoleranz, Offenheit für Neues und Unbekanntes, Selbstreflexivität, die Fähigkeit, sich auf unterschiedliche Kulturen und Sichtweisen einzulassen, ,switchen können', die Fähigkeit zum Perspektivwechsel, aber auch, mehrere Perspektiven in den Blick zu nehmen als wesentliche Kompetenzen" (Pfab und Döppner 2019, S. 251).

Das Erleben tiefgreifenden Unverständnisses ist typischerweise mit konträren Empfindungen verbunden, mit dem Bedrohungsgefühl der Angst und mit Verzweiflung – Angst, ausgelöst durch das Erleben von Fremdheit, und Verzweiflung, ausgelöst durch das Erleben, den Anderen nicht (mehr) erreichen zu können, aber auch mit der Faszination des Fremden, die Neugier und Sehnsüchte nach dem „Anderen" wecken kann. Welche dieser Impulse den Ausschlag geben, hängt neben konkreten Merkmalen der jeweiligen Situation und ihrem Aufforderungs-charakter wesentlich vom eigenen Sicherheitsgefühl und dem Empfinden einer stabilen Persönlichkeit ab.

3.10   „Arbeiten Sie gefälligst gerne!" – der paradoxe Charakter von Kommunikation

Viele Kommunikationsverhältnisse in unserer Gesellschaft in sich wider-sprüchlich und oft auch paradox angelegt sind. In sozialrechtlichen Beratungs-gesprächen (Pfab 2020a) z. B. gibt es das Paradoxon von Therapie und Recht: Ziel eines solchen Gesprächs ist es, eine für das Problem des Klienten individuelle optimale Lösung zu entwickeln. Indem man sich aber an diesem Ziel orientiert, gibt man das gleichermaßen geltende Ziel einer Gleichbehandlung aller Klienten auf. Orientiert man sich jedoch an dieser Zielsetzung, wird man der zuerst formulierten Zielsetzung nicht mehr (vollständig) gerecht.

Für Teamarbeit findet sich das Paradox von Individualität und Team: Teams arbeiten genau dann am effektivsten, wenn die einzelnen Teammitglieder ihre jeweiligen, spezifischen Kompetenzen und Stärken in die Teamarbeit einbringen können, d. h. wenn sie sich in ihrer speziellen Individualität einbringen. Indem sie dieses aber tun, stellen sie den Grundgedanken von Teamarbeit, das Miteinander, das Aufeinander-Eingehen, infrage. Teamarbeit beruht darauf, die Gesichtspunkte der anderen Teammitglieder gelten zu lassen und eigene Vorstellungen ggf. hintan zu stellen. Indem man dies aber tut, beschneidet man die eigene, individuelle Leistungsfähigkeit.

Darüber hinaus gilt das Paradoxon von Autonomie und Abhängigkeit: Um mich als selbstständig und autonom erleben zu können, bedarf ich der Anerkennung anderer Menschen. Indem ich mich in meinem Autonomiegefühl von diesen abhängig mache, bin ich nicht mehr autonom.

Auf die Tatsache, dass Paradoxien ein wichtiges Moment von Kommunikation darstellen, haben schon die Kommunikationsforscher Watzlawick, Beavin und Jackson in ihrem Klassiker „Menschliche Kommunikation" aufmerksam gemacht. („…besonders paradoxe Handlungsaufforderungen kommen in der Tat viel häufiger vor, als man zunächst annehmen würde." S. 179).

Paradoxien schaffen, wie die Autoren zu Recht betonen, „unhaltbare Situationen" (S. 180) – und doch muss man sich ihnen gegenüber verhalten. In Paradoxien zeigt sich die Grunderfahrung der Widersprüchlichkeit kommunikativer Situationen. Sie lösen zu wollen wäre deshalb gerade nicht professionell – es geht vielmehr darum, die Spannung, die durch sie erzeugt wird, auszuhalten bzw. aufrechtzuerhalten.

Die besondere Schwierigkeit für eigenes kommunikatives Handeln besteht darin, dass Paradoxien eben gerade nicht gelöst werden können.

Gesprächsformate in der Arbeitswelt – 4 Beispiele

4

Ein Großteil der Kommunikation am Arbeitsplatz läuft in sog. Gesprächsformaten ab, d. h. in geläufigen, gesellschaftlich verbreiteten und akzeptierten Formen und Mustern (manchmal in der Literatur auch als „Gattungen" bezeichnet). Dazu gehören neben der „Arbeitsbesprechung", dem „Kundengespräch", der „Präsentation", der „Reklamation", dem „Auswahlgespräch", der „Bestechung", dem „Mitarbeitergespräch", dem „Coaching" auch der „Klatsch", das „Gerücht", der „Scherz", das „Erzählen von Witzen", der „Krach", die „Auseinandersetzung", etc.

Wenn man einer Unterscheidung des französischen Soziologen Henri Lefebvre (2008) folgt, kann man zwischen

- dem gesellschaftlich zweckbestimmten Muster des Formats,
- dem Gebrauch dieses Musters in der Praxis von Kommunikationsteilnehmern und
- dem Mythos dieses Musters unterscheiden.

Im gesellschaftlich bestimmten Muster sind die Zwecke, denen das Format dienen soll, die vorgesehenen Komponenten, Phasen und Aktivitäten, der geplante Ablauf, Anforderungen (manchmal durchaus paradoxe, s. Abschn. 3.10) an die Beteiligten und das angestrebte Ergebnis formuliert. Es ist gleichsam der Plan für das Format – die Blaupause. Solche Muster sind gesellschaftlich verbreitet und bekannt. (Empirische Studien, die sich an der Zweckbestimmung solcher Formate orientieren, fördern entsprechend auch nur Banalitäten zutage.).

Die konkrete Wirklichkeit des Formats jedoch wird darüber hinaus bestimmt durch das, was konkrete Teilnehmerinnen in einer konkreten Situation mit diesem Muster veranstalten – wie sie ihm in ihrem Handeln folgen, wie sie davon

© Springer Fachmedien Wiesbaden GmbH, ein Teil von Springer Nature 2020
W. Pfab, *Kommunikation in der Arbeitswelt,* essentials,
https://doi.org/10.1007/978-3-658-29848-7_4

abweichen, wie sie es verändern, wie sie das Muster für ihre konkreten Bedürfnisse und Interessen funktionalisieren und „zweckentfremden".

Die Wirklichkeit des Musters ist ferner bestimmt durch den „Mythos" des Musters, d. h. durch sein „Image", das ihm gesellschaftlich anhaftet, die Phantasien, die mit ihm verbunden sind, die Befürchtungen und Sehnsüchte, die mit ihm assoziiert sind.

Am Beispiel der „Arbeitsbesprechung" veranschaulicht:

Das *Muster* umfasst typische Aktivitäten, einen einer Logik folgenden Ablauf und ein bezwecktes Ergebnis bzw. Ergebnisse. Die Komponenten sind: Begrüßung, Abstimmung der Tagesordnung, Berichte, Diskussionen einzelner Themen, Entscheidungsfindungen, etc.

Die *Praxis* ist der Gebrauch dieses Musters entsprechend den Bedürfnissen und Interessen der Beteiligten: Gebrauch zu Statuswettkämpfen, -erhöhungen und -erniedrigungen, dem Austesten von Koalitionen, der Degradierung von Rivalen, der Demonstration von Kompetenz und Dominanz, etc.

Der *Mythos* des Formats „Arbeitsbesprechung" ist geprägt von Resignation („Zeitverschwendung") und Verachtung („Schmierentheater").

In diesem Kapitel werden exemplarisch vier Gesprächsformate aus dem Kommunikationshaushalt der Arbeitswelt vorgestellt; ausgewählt wurden Formate, in denen unterschiedliche organisatorische Rahmenbedingungen bearbeitet werden:

- für die horizontale Dimension („Team") die „Arbeitsbesprechung"
- für die vertikale Dimension („Hierarchie") das Format des „Mitarbeitergesprächs"
- für die Dimension System-Umgebung („innen-außen") das Kundengespräch
- für die Dimension Reflexion („Meta-Perspektive") die Formate Coaching und Supervision.

Jedes dieser Formate ist idealtypisch durch seine spezifische Beziehungsstruktur bestimmt:

- die Arbeitsbesprechung durch die *kollegiale* Beziehung
- das Mitarbeitergespräch durch das *hierarchische* Verhältnis zwischen Chefin und Mitarbeiter
- das Kundengespräch durch die *ökonomische* Tauschbeziehung zwischen Anbieter und Kundin
- das Coaching-Gespräch durch die *reflexive* Qualität der Coach-Coachee-Beziehung.

Soweit die Bestimmung auf der interaktionsstrukturellen Ebene. Es gilt allerdings zu bedenken, dass jede dieser Beziehungen durch Inszenierungen (s. Abschn. 3.6) „moduliert" werden kann:

- der kollegiale Austausch kann zu einer monologischen Veranstaltung eines Chef-Auftritts transformiert werden,
- das hierarchische Verhältnis kann als „partnerschaftliches" inszeniert werden,
- die Tauschbeziehung kann von einer Beratungsbeziehung überlagert werden,
- die reflexive Coach-Cochee-Beziehung kann als Mitteilungsgelegenheit für schlechte Nachrichten (Kündigung) funktionalisiert werden.

4.1   Die Arbeitsbesprechung

Moderne Arbeitsverhältnisse (Team, Projekt) sind in hohem Maße von kommunikativen Abstimmungsprozessen bestimmt, durch die auf veränderte Arbeitsbedingungen rasch und problemangemessen reagiert werden kann. Das typische Format solcher Abstimmungsprozesse ist die Arbeitsbesprechung (Projekt-, Meeting-, Teambesprechung). Sie ist unverzichtbares Element moderner Arbeitsorganisation.

Gleichwohl sind die Klagen über die Ineffizienz solcher Besprechungen unüberhörbar. Meetings gelten als Zeit- und Entscheidungskiller. Abgesehen davon, dass solche Klagen ihre eigene systemische Funktionalität (s. Abschn. 3.7) im Gesamtzusammenhang betrieblicher Kommunikation haben, lassen sich aus kommunikationswissenschaftlicher Sicht reale Ursachen für diese Klagen dingfest machen. Denn Meetings dienen nicht nur als Instanz der diskursiven Koordinierung, sondern zugleich:

- als Bühne für Selbstdarstellungen
- als Absicherungsgemeinschaft für (Nicht-)Entscheidungen
- als Arena für Machtkämpfe
- als Problemgenerator.

Obwohl all diese Funktionen aus organisatorischer Perspektive nicht beabsichtigt sind, ergeben sie sich zwangsläufig aufgrund der o. a. kommunikativen Charakteristika (s. Kap. 3) sowie organisatorischer Rahmenbedingungen. Dies soll im Folgenden aufgeschlüsselt werden, weil sich so ein angemessenes Verständnis der kommunikativen Komplexität von Arbeitsbesprechungen ergibt.

4.1.1 Die Arbeitsbesprechung als Bühne für Selbstdarstellungen

Die Arbeitsbesprechung ist typischerweise eine Mehr-Personen-Interaktion: Alle an einem Arbeitsvorhaben Beteiligten sind anwesend. Damit erfolgt zwangsläufig jede Äußerung unter Zuschauer-Beteiligung und sozusagen auf einer Bühne. Das Moment von Selbstdarstellung, das jeder Äußerung innewohnt (s. Abschn. 3.6), wird durch diesen Bühnencharakter verstärkt: Eine Äußerung wird zum „Auftritt" unter Beobachtung. Ein Effekt dieses performativen Charakters von Arbeitsbesprechungen ist der oft zu beobachtende Aufwand in der Gestaltung von Präsentationen, der seine eigene Dynamik in Form von Rivalität und Steigerung erzeugt (Präsentationskult).

4.1.2 Die Arbeitsbesprechung als Arena für Machtkämpfe

Die Mehrpersonen-Konstellation bietet günstige Gelegenheiten für das Austragen von Machtkämpfen, weil Attacken auf den Gegner unter Zuschauerbeteiligung eine nachhaltigere Wirkung erzeugen, und weil die Mehr-Personen-Konstellation die Bildung von Bündnissen und Koalitionen gegen einen Gegner ermöglicht und dadurch ein besonderer Druck auf diesen ausgeübt werden kann. Aus einem Mitarbeiterinterview (Bolte et al. 2008):

> „Ich habe Meetings gehabt, da bin ich rausgekommen und habe gesagt: ‚Ich kündige jetzt' Wo die Geschäftsführung einen behandelt, als wäre man ein Schulbub: ‚Warum haben wir das nicht gemacht?' Und das vor 15 Leuten. Sie wissen selber, wie demotivierend so was sein kann. (...) Hier werden halt Leute zusammengestaucht vor versammelter Mannschaft, ohne dass sie davon wussten. Das finde ich nicht gut." (S. 82)

4.1.3 Die Arbeitsbesprechung als Absicherungsgemeinschaft für (Nicht-) Entscheidungen

Arbeitsbesprechungen sollen eigentlich zur Abstimmung eigener Arbeitsschritte mit denen Anderer und zur Einholung fremder Expertise für die eigene Arbeit dienen. Unter organisatorischen Rahmenbedingungen, die durch mangelnde

Entscheidungskompetenz und Fehlerfeindlichkeit bestimmt sind, werden Meetings jedoch über diese Funktion hinaus zur Herstellung einer Absicherungsgemeinschaft genutzt.

> „Lieber ein Meeting mehr, um sich abzusichern, als eins weniger. Und die Angst, etwas verkehrt zu machen. Und wenn ich mich hinstelle und das verantworten muss, dass ich einen Fehler mach. Dass man Angst hat, wenn ich einen Fehler gemacht hab, dass man dann eins gewürgt bekommt. Und wenn ich mich halt vorher noch fünfmal absichere, dann passiert mir das halt nicht. Also, es will sich keiner aus dem Fenster lehnen, weil wer sich aus dem Fenster lehnt, wird letztendlich irgendwann bestraft." (S. 77)

Durch Herstellung einer solchen Absicherungsgemeinschaft sichert sich der Mitarbeiter im Falle einer Fehlentscheidung ab („die Anderen haben das auch so gesehen") und kann mögliche Fehler vorauseilend rechtfertigen („die Anderen haben es ja auch gewusst").

4.1.4 Die Arbeitsbesprechung als Problemgenerator

Arbeitsbesprechungen sind in der rationalen Konstruktion einer Organisation bestimmt als ergebnisorientierte Veranstaltungen. Dies erzeugt in den Besprechungen einen Druck zu Resultaten. Im Fall der Thematisierung von Entscheidungen und dem Versuch der Teilung von Entscheidungsverantwortung kann dies dazu führen, dass statt einer Entscheidung ein „Ersatzresultat" erzeugt wird in Gestalt weiterer Prüfaufträge oder der Konstruktion von weiteren Problemaspekten, die „erst noch" gelöst werden müssen. Die Entscheidung ist vermieden worden, und dennoch hat man ein Besprechungsresultat.

> „Nicht sagen: ‚Man könne doch noch und man könnte doch noch und man könnte das noch und man könnte das noch.' Dann wägt man das alles ab, kommt wieder zu [neuen] Punkten: ‚Dann könnten wir aber das auch noch.' Da kommt man irgendwann in den Wahnsinn. Und das sind so Kulturen, die ich hier festgestellt habe. Also jeder hat die Idee, was man noch alles machen könnte, aber zu einer Entscheidung kommt man nicht." (S. 79)

4.2   Das Kundengespräch

4.2.1   Das Kundengespräch – eine „Dienstleistung"?

Zur Bestimmung des Kundengesprächs wird üblicherweise darauf verwiesen, es handele sich um eine „(personenbezogene) Dienstleistung". Im Rahmen des korrespondierenden betriebswirtschaftlichen Diskurses kann eine solche Bestimmung die kommunikative Besonderheit der Begegnung zwischen Kunde und Verkäufer jedoch nicht erfassen. Schon 1983 hat einer der „Väter" des Dienstleistungsdiskurses darauf aufmerksam gemacht:

> „Die Dienstleistung [...] verliert mit ihrer Erhebung zum wirtschaftlichen Gut und der Gleichstellung mit materiellen Gütern sozusagen ihren interaktiven Charakter." (Gross 1983, S. 46).

Das Kundengespräch ist als „Dienstleistung" kommunikativ daher unterbestimmt.

4.2.2   Arbeit und Begehren – prägende Momente des Kundengesprächs

Das Kundengespräch ist durch die ökonomische Tauschbeziehung zwischen Verkäufer/Anbieter und Kunde bestimmt (die allerdings nicht durch ökonomische Rationalität geprägt ist, s. u.). Für ein genaues Verständnis dieser Beziehung ist es wichtig, sich die Besonderheiten dieser beiden Rollen zu vergegenwärtigen, denn die beiden Rollen sind zwar an einer ökonomisch bestimmten Beziehung beteiligt, dies aber gleichsam in unterschiedlichen Zuständen: für den Verkäufer/Anbieter handelt es sich um *Arbeit,* der Kunde dagegen ist im Zustand des *Begehren*s (zu dieser Erkenntnis gelangte schon vor 100 Jahren der Soziologe Georg Simmel in seiner „Philosophie des Geldes" 1907): Der Kunde ist im Zustand des Verlangens, der Sehnsucht, erfüllt von Phantasien und der Gier. Durch dieses Spannungsfeld von Arbeit (Effizienz, Erfolgsquote), Distanz (geringe persönliche Leidenschaft) und Professionalität (Verkaufstraining) einerseits und Begehren andererseits ist die Kommunikation zwischen Anbieter und Kunde geprägt. Es ist also eine elementar ungleiche, eine asymmetrische Beziehung. Daher ist es zutreffend, von der Verführung des Kunden zu sprechen – verführt werden kann nur, wer begehrt (und das Begehren kann natürlich durch die Verführung gesteigert werden). Mittel der Verführung (Komplimente, Schmeichelei) sind daher der Logik der Beziehung durchaus angemessen, wenn auch nicht in jedem Einzelfall angebracht.

Das Spannungsfeld zwischen Arbeit und Begehren beinhaltet nicht nur die Befindlichkeiten der Beteiligten, sondern darüber hinaus die Wissensbestände, die Perspektiven und die Terminologie, in der über das Objekt des Begehrens/des Verkaufs gesprochen wird. Der Verkäufer verfügt über das Fachwissen – die Vorstellungen des Kunden demgegenüber haben Wunsch-Charakter („Ich stelle mir Folgendes vor…"). Die Perspektive des Verkäufers ist eine professionelle; aus seiner Sicht ist das begehrte Objekt eingebunden in Produktionsbedingungen, Lieferketten, Betriebsabläufe, Verweisungszusammenhänge, kurz: in eine Welt, die dem Kunden weitgehend fremd ist. Dessen Perspektive ist die des Begehrens im alltagsweltlichen Zusammenhang („das muss funktionieren, sofort!"). Die Terminologie, in der die beiden Beteiligten über das begehrte Objekt reden, zeigt die Differenz zwischen beiden deutlich. Der professionelle Diskurs macht den Kunden zum Laien, der den Experten oft genug verständnislos anhört.

Diese Beziehungsqualität prägt das Kunden-Gespräch. Drei kritische Momente sollen herausgegriffen werden:

- der Auftrag
- doppelte Verfügbarkeit
- die Gleichzeitigkeit von Vertrauen und Argwohn.

Der Auftrag – Dreh- und Angelpunkt des Kunden-Gesprächs
Für den Verkäufer stellen sich zwei Aufgaben:

1. Er muss das Anliegen des Kunden soweit verstehen, dass er die relevanten Bestände und Ressourcen seines Handelns anliegens-adäquat abrufen kann, was bedeutet: Er muss das Begehren des Kunden nach Maßgaben seines Unternehmens zu einem Angebot verarbeiten.
2. Er muss das Angebot dem Kunden so vermitteln, dass dieser es akzeptiert bzw. das Produkt erwerben will.

Durch den Begriff „Verarbeitung" soll darauf aufmerksam gemacht werden, dass der Kunde sein Begehren dem Verkäufer nicht „mundgerecht" schildert, d. h. nicht in einer Weise schildert, die es dem Verkäufer erlauben würde, umstandslos ein Angebot zu unterbreiten. Dies liegt u. a. daran, dass die Schilderung eines Begehrens durch den Kunden (in aller Regel) narrativ erfolgt, d. h. in Gestalt einer Geschichte. Der Verkäufer jedoch bearbeitet das Begehren des Kunden entsprechend seiner Rolle, seinen Ressourcen und den Instruktionen der Institution, für die er tätig ist, im Produkt-Format.

Dies erfolgt z. B.

* in einem Beratungsgespräch in der Verarbeitung einer ersehnten Problem-
lösung zu einem „Fall",
* in einem Anwaltsgespräch in der Verarbeitung eines Verlangens der Wieder-
gutmachung eines Unrechts zu einer „Anklage" oder „Akte",
* in einem Reisebüro in der Verarbeitung eines Urlaubswunsches zu einem
Katalog-Vorschlag,
* in einem Hilfeplan-Gespräch in der Verarbeitung einer Phantasie selbst-
bestimmten Lebens zu einem Betreuungskonzept nach Maßgabe des Pflege-
anbieters.

„Aus der Perspektive der Softwareentwickler verstehen die Anwender nichts von der
Technik; sie sind nicht in der Lage, ihre Wünsche zu formulieren oder sie ändern
diese ständig und erschweren damit den Entwicklern die Arbeit. Aus der Sicht
der Anwender haben Entwickler keine Ahnung von der Komplexität der Arbeitsanforderungen und zeigen auch kein zureichendes Interesse dafür; sie sind auf ihre
Technik fixiert und haben kein Verständnis für die Besonderheit der jeweiligen
Arbeitssituation." (Bolte 2006, S. 153)

Aus der Perspektive des Professionellen ist es vorrangig seine Aufgabe,
Gesprächsbedingungen zu schaffen, die es dem Kunden ermöglichen oder
erleichtern, sein Anliegen, seine Vorstellungen, sein Problem darzustellen. Fähig-
keiten des Zuhörens, der Perspektivenübernahme und verstehensfördernde Aktivitäten sind hier wesentlich.

Doppelte Verfügbarkeit und ihre heiklen Grenzen

Verfügbarkeit bedeutet, dass im Kunden-Gespräch Handlungen erforderlich
werden und eben auch möglich sind, die in „normaler" Kommunikation kaum
vorstellbar wären. Der Aufforderung „Machen Sie sich mal frei" würde in alltäg-
licher Interaktion wohl kaum der Angesprochene nachkommen, in der Beziehung
„ärztliche Untersuchung" ist sie erforderlich und wird befolgt. Die Ärztin *verfügt*
im Rahmen dieser Beziehung über den Patienten.

Die Verfügbarkeit ist aber eine doppelte, denn auch der Auftraggeber (Klient,
Patient) verfügt im Rahmen dieser Beziehung über den Gegenüber: über seine
Zeit, sein Wissen, seine Erfahrung, seine Kraft, etc.

Auch hier kann es zu Irritationen, Erwartungsenttäuschungen, Verärgerungen
kommen, die z. B. in der weitverbreiteten Klage darüber, dass der Arzt sich nicht
genug Zeit genommen hat, ihren Ausdruck findet oder in der Situation eines
Therapeuten, der von seinem Klienten um seine Handynummer gebeten wird.

„[…] Kunden äußern Wünsche, die unüblich sind, z. B. sagt ein Fluggast zur Stewardess: ‚Setzen Sie sich zu mir – ich flieg' nicht gern allein.'" (Nerdinger 2003, S. 24) oder angesichts einer Lärmbeschwerde im Hotel ein Gast: „Wir zahlen für das Hotelzimmer, dann können wir hier auch eine Party feiern." (Nerdinger 2003, S. 24). Die Bewältigung des Problems der Verfügbarkeit erfolgt in der Aushandlung von Grenzen – ein Prozess, der Takt und Fingerspitzengefühl erfordert, weil jede Grenzziehung potenziell als Zurückweisung verstanden werden kann.

Die Gleichzeitigkeit von Vertrauen und Argwohn
In Literatur zur Gesprächsführung wird immer wieder die Bedeutung vertrauensbildender Maßnahmen beschworen. Diese allerdimngs haben ihre Tücken, wie Nothdurft im Hinblick auf Bertatungsgespräche erläutert:

> „Der Effekt solcher Resultate vertrauensbildender Maßnahmen auf den Klienten ist ein prekärer Gewißheits-Zustand: Weder hat der Berater sich in seiner Kompetenz desavouriert noch hat er dem Klienten seine Kompetenz hinreichend verdeutlichen können; dem Klienten ist vielmehr die Urteilsbasis, die beiden Einschätzungen zugrundeliegt und entsprechende Handlungskonsequenzen motivieren würde, entzogen. Weder hat er einen gerechtfertigten Grund, die Kompetenz in Frage zu stellen bzw. das Gespräch abzubrechen, noch hat er hinreichend Veranlassung, weiteren Vertrauensvorschuß in den Berater zu investieren. Vertrauen wird – wie Luhmann treffend bemerkt – zu einer ‚Zwangsvorstellung', die der Klient aufgeben möchte, der er sich aber nicht entziehen kann." (Nothdurft 1994, S. 226).

Gerade weil man als Klient vertrauen muss, ist die Bereitschaft zur Skepsis und zum Misstrauen groß. Es existiert eine „dialogische Beziehung zwischen Systemvertrauen und Expertenskepsis" (Rexroth 2012, S. 21). Diese Skepsis ist nicht als Gegenteil von Vertrauen zu verstehen, sondern als eine notwendige Begleiterscheinung von Vertrauen. „Vertrauen [ist] mit sozialen Praktiken des Misstrauens durchmischt […]." (Mulsow 2012, S. 261). So ist es denn auch nicht verwunderlich, dass bereits 1720 ein „Betrugs-Lexicon" erschien, in dem die Verfehlungen von Experten angeprangert wurden (Gewinnsucht, fachliche Unfähigkeit, Eitelkeit, Hochstaplerei, Scharlatanerie, Missbrauch von Autorität) (Füssel 2012, S. 282 ff.).

4.3   Das Mitarbeitergespräch

Mitarbeitergespräche spielen heutzutage im kommunikativen Haushalt eines Unternehmens eine wesentliche Rolle als „Führungsinstrument". Sie erscheinen u. a. als „Zielvereinbarungsgespräch", „Jahresgespräch", „Feedback-Gespräch". Die Gründe für die bedeutende Rolle waren schon in Kap. 1 dargelegt worden.

Mit Mitarbeitergesprächen sind hohe Ansprüche und Erwartungen verbunden – geht es in ihnen doch darum, trotz hierarchischer Differenz „Kooperation auf Augenhöhe" zustande zu bringen.

Dass dies seine Tücken hat, wurde allerdings schon früh gesehen; bereits in den 1960er Jahren wird auf Probleme aufmerksam gemacht (Literatur in Neuberger 2004):

- Mitarbeiter geben ihrem Vorgesetzten nur solche Informationen weiter, für die sie erfahrungsgemäß belohnt werden. Neuberger warnt vor Illusionen:

  „Der Appell des Vorgesetzten: „Sagen sie mir offen Ihre Meinung" oder die „Politik der offenen Tür" fruchten überhaupt nichts. Kein Unterstellter, der von einem Vorgesetzten abhängt, wird es wagen, ihm offen seine Fehler vorzuhalten – es sei denn, er weiß, dass es sich lohnt. Das aber ist leider nur in den seltensten Fällen so." (2004, S. 20)

- Formalisierungen in der Gestaltung der Gespräche, z. B. ein Prinzip der „Gleichbehandlung" bergen die Gefahr, dass die Mitarbeiter sich „nach Schema F" behandelt, „abgefertigt" fühlen.
- Mitarbeiter geraten in einen Loyalitätskonflikt zwischen der Orientierung auf ihren Vorgesetzten auf der einen Seite und ihrer Bindung und Verpflichtung ihren Kollegen gegenüber – und diese ist in der Regel stärker (d. h. es wird nicht „gepetzt").
- Am Begriff des „Zielvereinbarungsgesprächs" wird ein Grundproblem dieser Kommunikationsform deutlich: Eine „Vereinbarung" setzt Freiwilligkeit auf beiden Seiten voraus. Was aber passiert, wenn ein Vorgesetzter eine Zielsetzung für unabdingbar hält, der Mitarbeiter mit dieser aber nicht einverstanden ist? Besteht der Vorgesetzte auf dieser Zielsetzung, kann von „Vereinbarung" nicht mehr die Rede sein.

Entsprechend gelten Mitarbeiter-Gespräche als schwierig. In einem Ratgeber werden sie charakterisiert als „Hochleistungskommunikation" und gegenüber der Alltagskommunikation geadelt als „Drei-Gänge-Menü" gegenüber der – alltäglichen – Brotzeit (Gabrisch 2019). Ihre Brisanz wird daran deutlich, dass Schemata für ihre Durchführung entwickelt wurden (Offenbar traut man den Beteiligten alleine eine gelingende Durchführung nicht zu bzw. will eine solche kontrollieren können.).

So ist es denn auch kein Wunder, dass gerade zu diesem Kommunikations-Format eine Fülle von Ratgeber-Büchern auf dem Markt ist. Entsprechend der veränderten

Einstellung „Kommunikation" gegenüber und der damit veränderten Vorstellung von „Kommunikation" als „kooperativer Führungsstil" behandelt diese Ratgeber-Literatur das Mitarbeitergespräch auf der Folie eines quasi-therapeutischen Modells mit entsprechenden Gesichtspunkten, sei es, dass sie als „Goldene Regel" glorifiziert werden (Mentzel et al. 2004) oder als „Gebote" (Pfützner 1994; zitiert nach Sternberg 2011, S. 65) biblische Weihen erhalten – als wesentliche Gesichtspunkte tauchen in der Literatur immer wieder die gleichen Stichworte auf: Aktiv zuhören, Ich-Botschaften, Offene Fragen, Feedback. Solche Aktivitäten geben Mitarbeitergesprächen zweifelsohne den gewünschten „touch" eines empathischen, zugewandten Gesprächs auf „Augenhöhe". Ihre instrumentelle Nützlichkeit in diesem Sinne soll nicht infrage gestellt werden. Für ein vertieftes Verständnis der kommunikativen Grundkonstellation des Gesprächsformats Mitarbeiter-Gespräch greifen sie allerdings zu kurz – auch deswegen, weil das Gesprächsformat ausschließlich aus der Perspektive des Vorgesetzten betrachtet und erörtert wird, was *er* tun muss/sollte. Der Mitarbeiter taucht in diesen Ratgebern nur reaktiv auf, z. B. in Gestalt von Einwänden, die dann Gegenstand (gekonnter) Entgegnungen der Führungskraft werden. Eine Darstellung von Mitarbeiter-Gesprächen aus der Perspektive von Mitarbeitern steht noch aus. Oswald Neubergers Formulierung von der „Vorgesetztenpflege" (2014, S. 10) könnte Titel einer solchen Darstellung werden.

Die Grundkonstellation ist geprägt durch die Ansprüche, die an ein Mitarbeitergespräch gestellt werden *und* die organisatorischen Rahmenbedingungen, unter denen es stattfindet. Berücksichtigt man beide Faktoren, kommt man zu folgenden Merkmalen:

- Doppelbödigkeit
- Ambivalenz
- Macht-Motive

4.3.1   Doppelbödigkeit

„Doppelbödigkeit" bedeutet, dass das Mitarbeitergespräch beides zugleich ist: ‚partnerschaftliches' ‚Gespräch' und ‚hierarchisches Gespräch' und dass damit stets unklar ist, „was gerade passiert". Man bewegt sich gleichsam in zwei Filmen gleichzeitig und kann eben nicht klären, in welchem man gerade ist.

Eine solche Doppelbödigkeit ist in institutionellen Kommunikations-Verhältnissen gar nicht so selten:

- eine Unterrichtsnachbesprechung z. B. ist zweierlei zugleich: Problem-gespräch des Lehramtskandidaten mit seinem Fachleiter und gleichzeitig Beurteilungsgespräch mit seinem Prüfer.
- Ein Kundengespräch ist beides zugleich: Anliegensbewältigung durch den Profi *und* Verkaufsgespräch.
- Ein Vorstellungsgespräch ist beides zugleich: eine Gelegenheit, „sich kennen-zulernen" und der Versuch, eine Stelle zu bekommen.

Zur Doppelbödigkeit gehört immer eine Inszenierungsleistung dazu, durch die eine der beiden Handlungsebenen verschleiert wird – im Falle des Mitarbeiter-gesprächs tun die Beteiligten so, als spiele die Hierarchie keine Rolle. Ein Auf-decken der Verschleierung würde in vielen Arbeitskulturen als Tabubruch betrachtet.

4.3.2 Ambivalenz

„Ambivalenz" bedeutet, dass die Bedeutung dessen, was im Mitarbeitergespräch gesagt wird, unklar ist. Ist die Wertschätzung des Vorgesetzten „echt" oder instrumentell zur Motivation des Mitarbeiters eingesetzt – ist eine Bemerkung des Mitarbeiters seine offene Meinung oder dem Chef nach dem Munde geredet, kann man seiner Mitteilung trauen oder dient sie (nur) dem Schutz von Kollegen?

> „Eine Vorgesetzte lobt einen Mitarbeiter überschwenglich. Ist das ironisch gemeint, echte Anerkennung, bei ihr nichts Besonders, eigentlich als Kritik Dritter gedacht …? Oder – um ein Beispiel aus dem Bereich ‚sexuelle Belästigung' zu geben – ein Vorgesetzter sagt zu seiner Mitarbeiter: „Sie sind heute richtig sexy angezogen!" Ist das schmierig, ironisch, kritisierend, bewundernd, flirtend gemeint? Die Ana-lyse von Mobbing-Fällen zeigt immer wieder, dass es nicht einfach ist, Überein-stimmungen in der Bedeutungszuweisung zu erreichen!" (Neuberger 1995, S. 130)

Das Mitarbeitergespräch, das doch ein Gespräch zwischen *Personen* sein soll (empathisch, Ich-Botschaft, …) bleibt dem Rollen-Charakter von Chef und Untergebenem verhaftet.

Vor dem Hintergrund dieser Überlegung mutet es schon wie ein schlechter Scherz an, in einem Buch zum Thema Mitarbeitergespräch zu lesen, worauf es bei diesem ankommt

Auf „[d]ie Möglichkeit, sich als erwachsene Menschen (Führungskraft und Mitarbeitender) auf der Grundlage von Respekt und Vertrauen mit einer klaren, inneren Haltung und äußeren Klarheit in Bezug auf die jeweilige Rolle ernsthaft und zielführend zu begegnen. Das, was das moderne Mitarbeitergespräch nach wie vor im Kern ausgezeichnet, ist die scheinbar so banale Frage. ‚Wie geht es dir, meine Mitarbeiterin, mein Mitarbeiter? Mich interessiert das wirklich! Wie geht es Ihnen?'" (Gross 2012, S. 16)

4.3.3   Macht-Motive

Der hierarchische Rahmen, in dem ein Mitarbeiter-Gespräch stattfindet, hat Auswirkungen auf die psychische Verfasstheit der Beteiligten, die wiederum zu bestimmten interaktiven Konstellationen führt. Zwei Bereiche der psychischen Verfasstheit spielen in diesem Zusammenhang eine besondere Rolle: Bindungsmuster und Lust am Beziehungsspiel.

Bindungsmuster
Menschen kommunizieren auf der Grundlage lebensgeschichtlich entwickelter und stabilisierter Muster im Umgang mit anderen Menschen. Auf der Grundlage dieser Muster erfahren sie Sicherheit im Umgang mit anderen Menschen. Diese Muster prägen das Erleben und Verhalten. Solche Muster sind den Beteiligten meist nur partiell bewusst. Viele dieser Muster sind das Ergebnis der Bewältigung (früher) Macht- und Unterdrückungserfahrung. Solche Muster werden in hierarchischen Rahmen bevorzugt aktiviert und bestimmen entsprechend das Verhalten, sei es, dass es Muster des dominanten Auftretens sind, sei es, dass es solche der Unterwerfung und der Lähmung (sich tot stellen) sind. Das Zusammentreffen solcher – machtthematischer – Muster kann zu Eskalationsprozessen führen, sei es, dass ein Mitarbeiter aufgrund seines Musters seinen Vorgesetzten als sehr dominant erlebt und sich eingeschüchtert fühlt und „zum Schweigen gebracht" wird, sei es, dass ein Vorgesetzter aufgrund seiner Macht-„Antennen" einen Mitarbeiter als impertinent oder renitent empfindet und in der Folge „scharfes Geschütz" auffährt oder aber aufgrund seines Musters irritiert und eingeschüchtert wird.

Lust an Beziehungs-Spielen
Bei „Beziehungs-Spielen" handelt es sich um Interaktionsmuster, in denen einer der Beteiligten „[...] die Interaktion in Gang setzt mit dem Ziel, den anderen Beteiligten im Verlauf der Interaktion zur Aufgabe des eigenen Handlungsziels zu bewegen, ihn gleichsam „matt zu setzen". Ein solches Beziehungsspiel

endet mit der (häufig impliziten) Feststellung von Gewinner und Verlierer. [...] Beziehungsspiele sind – wie jedes andere Spiel auch – gesteuert und getrieben von Lust und Vergnügen. Nicht die Lösung eines Problems oder ein anderer, sachlich orientierter Zweck ist das Ziel in solchen Spielen, sondern der persönliche Lustgewinn. Der höchste Lustgewinn für einen der Beteiligten ist erreicht, wenn es ihm gelingt, den Anderen zur Aufgabe zu bewegen, seine Niederlage einzugestehen, ihn matt zu setzen, ihn vorzuführen." (Pfab 2020a, S. 148 f.).

Hierarchische Rahmenverhältnisse sind in besonderer Weise „anfällig" für Beziehungsspiele, die mit dem Thema „Macht" „spielen". Dazu zählen die Spiele „Wer ist stärker?" und „Jetzt hab ich Dich, Du Schweinehund". Der erste Typ stellt *das* Machtspiel par excellence dar. Es kann aus einer Vielzahl von Anlässen heraus entwickelt werden (Rederecht, Lautstärke, Wiederholungen, Blickdauer,...). Der zweite Typ ist von seinem „Entdecker", Eric Berne, folgendermaßen charakterisiert worden: „Ich habe dich die ganze Zeit beobachtet, und ich habe gehofft, du würdest dir etwas zuschulden kommen lassen." – „Diesmal hast du mich erwischt." – „Und ob! Ich bin entschlossen, meine ganze Wut an dir auszulassen." (Berne 1970, S. 108, vereinfachte Darstellung).

4.4 Coaching und Supervision als Reflexionsformate arbeitsweltlicher Erfahrungen

Coaching und Supervision sind als Gesprächsformate aus der modernen Arbeitswelt nicht mehr wegzudenken.

Die Unterscheidung zwischen Coaching und Supervision erklärt sich aus den unterschiedlichen Entstehungskontexten: Supervision stammt aus dem sozialarbeiterischen Bereich, Coaching aus dem Bereich privatwirtschaftlicher Unternehmen. Diese Trennung gilt mittlerweile nicht mehr. Aus interaktionstheoretischer Sicht macht die Unterscheidung ohnehin keinen Sinn – in beiden Fällen handelt es sich um reflexive Beratung.

„Reflexion ermöglicht Menschen, ihre Arbeitssituation nachzuerleben, in erweiterter Perspektive zu betrachten, eine kritische Distanz zu ihr zu entwickeln und sie dadurch zu beeinflussen, aber auch die Grenzen einer solchen Beeinflussung zu erkennen. Reflexion betrachten wir als spezifischen, angemessenen Zugang zu komplexen, von Kontingenzen und Ambivalenzen bestimmten Arbeitssituationen mit einem zunehmenden Anteil an kommunikativen Aktivitäten." (Pfab und Pfab 2019, S. 34).

Coaching bzw. Supervision ist entsprechend ein Gesprächsformat reflexiver beraterischer Interaktion, „[…] das an der Schnittstelle zwischen organisatorischen, insbesondere betrieblichen Systemen, einerseits und individuellen Strukturen andererseits ansetzt mit dem Ziel, Menschen für dort auftretende Probleme Lösungen zu ermöglichen und sie in ihrem Potential beruflicher Selbstgestaltung zu fördern." (Pfab und Pfab 2018, S. 435).

Coaching und Supervision schaffen Reflexionsräume für arbeitsweltliche Erfahrungen. Sie ermöglichen:

- von emotional belastenden Erlebnissen in der Tätigkeit zu entlasten und damit Burn-Out vorzubeugen
- auf Übertragungen, Verstrickungen (z. B. in Beziehungsspiele, s. Abschn. 4.3.3) oder Identifikationen der Problemlage mit eigenen Problemen aufmerksam zu machen und bei entsprechenden Klärungen zu unterstützen
- zu stärken und persönliche Ressourcen zu aktivieren (Empowerment)
- Perspektivenerweiterungen oder -veränderungen vorzunehmen
- zur Reflexion der beruflichen Rolle und Entwicklung eines stimmigen Selbstverständnisses anzuregen und in der Entwicklung zu unterstützen
- bei der Entwicklung einer produktiven Zusammenarbeit und der Schaffung eines stimmigen Arbeitsklimas unterstützend zu begleiten (Fragen der Team-Kommunikation)
- in Fragen der organisatorischen Einbindung der Tätigkeit dabei zu unterstützen, die je besondere Weise ihrer Einbindung zu erkennen, ihre eigenen Gestaltungsmöglichkeiten auszuloten und ihre Grenzen zu erkennen (Fragen der vertikalen Kommunikation, Umgang mit Führung).

Die Reflexion arbeitsweltlicher Erfahrungen des Coachee erfolgt auf zwei Ebenen:

- auf der inhaltlichen Ebene des Gesprächs erörtern Coach und Coachee die Themen, Anliegen, Probleme, Ziele und Sehnsüchte des Coachee in Bezug auf seine Arbeitssituation;
- auf der prozessualen Ebene betrachten Coach und Coachee, wie sich die Arbeitssituation des Coachee in den Interaktionsmustern, die sich zwischen ihm und dem Coach herausbilden, im Coachingsprozess widerspiegeln (man spricht auch von der Abbildung des „Heimatsystems" im „Coachingsystem").

Wie alle anderen Gesprächsformate kann auch Coaching und Supervision für andere Bedürfnisse und Interessen funktionalisiert werden:

Vonseiten des Coachee erfolgt dies v. a. dann, wenn er das Format als Gelegenheit zur Klage nutzt.

Wird das Coaching von der Organisation initiiert und bezahlt, in der der Coachee tätig ist, so kann sein Vorgesetzter versuchen, den Coach als „Einpeitscher" von Unternehmenszielen („Bringen Sie mir den Müller mal auf Vordermann") oder als Überbringer schlechter Nachrichten (Kündigung) zu funktionalisieren. Außerdem kann der Vorgesetzte versuchen, mittels Coach an Informationen über den Coachee zu gelangen, die ihm im Betriebsablauf nicht zugänglich wären. Durch den sog. „Dreiecks-Kontrakt", in dem Coach, Coachee und Führungskraft miteinander die Ziele des Coachings vereinbaren, soll solchen Funktionalisierungen vorgebeugt werden.

Von der Anerkennungsordnung (s. o.) des Unternehmens hängt der soziale Status eines Coachings ab – so kann es in der einen Ordnung als Unterstützungsaktion gelten („hat´s nötig"), in einer anderen als Belohnung („Potential!").

Ausblicke: Anregungen für eine angemessene Kommunikationspraxis

Die Beteiligung an Kommunikationsprozessen ist – so viel sollte deutlich geworden sein – eine komplexe Aufgabe, oft eine Herausforderung, aber gerade deswegen auch eine Erfüllung.

Es sollte nach der Lektüre auch klar sein, dass diese Aufgabe nicht durch das Einsetzen einzelner kommunikativer Tricks zu bewältigen ist – und auch nicht durch das Entwickeln einzelner „Skills". Es bedarf vielmehr einer der Komplexität von Kommunikation gegenüber angemessenen differenzierten Haltung, in die unterschiedliche Vermögen eingehen: Wissen, Einstellungen, Gefühle, Selbstkonzept und Reflexionen kommunikativer Erfahrungen. Es bedarf einer Haltung, die gerade sehr unterschiedliche Facetten verbindet, die sich gegenseitig stützen, ergänzen, aber auch kontrollieren und regulieren. In diesem Sinne kann man von einer ganzheitlichen Haltung sprechen. Es ist nicht vermessen, hier von „Tugend" zu sprechen. Wenn es gelingt, die differenzierten Einsichten über Kommunikation für sich selbst stimmig in eine Haltung für die eigene Kommunikationspraxis zu überführen, dann bestehen Chancen, auch das eigene Handeln und Erleben zu verändern und zu erfüllenden Kommunikationserfahrungen zu gelangen.

Für die eigene kommunikative Praxis sollen unter Rückgriff auf Aspekte, die im Text vorgestellt wurden, Anregungen für eine solche Haltung gegeben werden.

5.1 Seien Sie verantwortungsvoll

In jeder Begegnung sind Sie mitbeteiligt an dem, was geschieht und damit mitverantwortlich für das, was geschieht – es kommt nicht ohne Ihr Zutun zustande. Dies gilt für die thematische Entwicklung eines Gesprächs, dies gilt für die Entfaltungsmöglichkeiten, die Sie Ihrem Gegenüber gewähren und dies gilt auch

© Springer Fachmedien Wiesbaden GmbH, ein Teil von Springer Nature 2020
W. Pfab, *Kommunikation in der Arbeitswelt,* essentials,
https://doi.org/10.1007/978-3-658-29848-7_5

für das Bild, das Ihr Gegenüber in der Interaktion abgibt. Stellen Sie sich Ihrer Mitverantwortung. Zuallererst heißt das: Seien Sie zurückhaltend mit Schuldzuweisungen an Ihren Gesprächspartner, wenn etwas schief läuft.

5.2   Nehmen Sie sich wichtig

Kommunikation ist wechselseitiges Geschehen – es geht nicht ohne Sie. Nutzen Sie diesen Umstand, Ihre Position und sich selbst in Geltung zu bringen. Diese Anregung soll Sie aber auch daran erinnern, dass Sie der Konstrukteur Ihres Verständnisses sind, dass das Bild, das Sie von Ihrem Gegenüber haben, von Ihnen gezeichnet worden ist, dass Sie die Bedeutung dessen, was gesagt wird, ko-konstruieren und dass es entscheidend ist, dass Sie Ihre Eigenanteile am Zustandekommen von Wahrnehmungen und Bedeutung in Rechnung stellen.

5.3   Seien Sie selbstkritisch

Wie Sie sich in einem Gespräch verhalten, ist geprägt von Ihrer Selbstwahrnehmung in der Gesprächssituation. Diese Wahrnehmung beruht auf stabilen Selbst- und Fremdbildern, auf denen sich Identität und Selbstbewusstsein gründen und wird gespeist durch trügerische Sicherheiten, was das Gesprächsgeschehen selbst angeht, durch die Vagheiten und Mehrdeutigkeiten der Gesprächssituation kognitiv ausgeblendet werden, und die schnell zu einer vereinfachten Sicht der jeweiligen Gesprächssituation führen. Die Betrachtung eigenbeteiligter Gesprächsprozesse, Selbstreflexion, verhilft zu einem vertieften Verständnis des eigenen Verhaltens und des Zusammenhangs des eigenen Verhaltens mit dem Anderer, und damit zur Entwicklung selbstbewusster Identität. Prüfen Sie, nach welchen Kriterien Sie Ihre Mitmenschen wahrnehmen und welche Präferenzen der Selbstdarstellung Sie haben. Charakterisieren Sie Ihren eigenen Kommunikationsstil und versuchen Sie, Zusammenhänge zum Gesprächsverhalten Ihrer Mitmenschen herzustellen.

Selbstreflexion ist aber über den Beitrag der Identitätsentwicklung allgemein hinaus auch von unmittelbarer Funktionalität: Sie fördert die Organisation des Denkens und Planens. Nutzen Sie Möglichkeiten, Ihr eigenes Kommunikationsverhalten zu dokumentieren, zu betrachten und/oder durch Andere betrachten zu lassen, suchen Sie Feedback-Möglichkeiten. Widerstehen Sie der Neigung, die Wirkung, die eine Bemerkung auf Sie gehabt hat, mit der Absicht des Sprechenden zu identifizieren – trennen Sie Wirkung und Absicht.

5.4   Machen Sie sich klug

Machen Sie sich (weiterhin) kundig über Kommunikation. Nutzen Sie das wissenschaftlich gesicherte Wissen über spezielle Kommunikations-Konstellationen (Arzt-Patient-Gespräch, Telefonieren, Team-Kommunikation, interkulturelle Kommunikation). Versuchen Sie, Kommunikationsverhältnisse, an denen Sie beteiligt sind, zu durchschauen, zu erkennen, wie sie funktionieren, analysieren Sie die Machtmechanismen und die Spiele, die (mit Ihnen) gespielt werden. Dies fördert nicht nur das Ausmaß an Beherrschung solcher Konstellationen, sondern distanziert auch emotional in den Auswirkungen.

5.5   Seien Sie respektvoll

Das wertvollste Gut von Menschen in Kommunikation ist ihre Selbstwahrnehmung. Für das Gelingen von Kommunikation ist daher der Umgang mit der Identität des Gegenübers von entscheidender Bedeutung. Er bestimmt Verstehensprozesse, Aufnahmebereitschaft und Haltung des Gegenüber. Höflichkeit, Takt, Respekt und Diplomatie bieten Ihnen Möglichkeiten, mit Ihrem Gegenüber so umzugehen, dass dieser sich in seiner Selbstwahrnehmung beachtet fühlen kann – und entsprechend ohne Bedrohungsgefühl reagieren kann. In diesem Zusammenhang: Respektieren Sie insbesondere die Andersartigkeit Ihrer Mitmenschen, deren Unterschiedlichkeiten und Differenzen in Verhalten, Einstellungen und Gewohnheiten.

5.6   Seien Sie souverän

Kommunikation bewegt sich stets zwischen Chance und Gefahr – der Gefahr, Handlungszwängen zu unterliegen, sich zum Spielball der Verhältnisse oder des Gegenüber zu machen – und der Chance zur Situationsgestaltung. Alles in Kommunikation ist das Ergebnis des interaktiven Wechselspiels zwischen Ihrem Verhalten und dem Ihrer Gegenüber. Nutzen Sie die Chancen, die Kommunikation bietet – die Chance zur Korrektur von Missverständnissen, die Chance zur Rückfrage, wenn Sie sich in Ihrem Verständnis unsicher sind, die Chance zum Neustart in festgefahrenen Situation, die Chance zum Wechsel der Tonart in Momenten der Verbissenheit, kurz: nutzen Sie mutig die Möglichkeiten Ihrer Gestaltungsmacht.

5.7   Seien Sie gelassen

Kommunikation ist immer für Überraschungen gut, Ihr Gegenüber ist
unberechenbar, Verständigung kann stets scheitern. Angesichts dieser Rahmenbedingungen empfiehlt sich eine Haltung der Gelassenheit – sie schützt vor ver-
meidbaren Aufregungsschäden.

5.8   Seien Sie neugierig

Seien Sie neugierig – auf die Person des Gegenüber, seine Meinungen, Auffassungen, … Fragen Sie nach, schaffen Sie Raum für den Anderen (deswegen
sind, ‚gute Zuhörer' geschätzt), laden Sie ihn ein, geben Sie ihm Gelegenheit,
sich zu öffnen, Dinge ohne Druck darstellen zu können.

5.9   Seien Sie umsichtig

Kommunikation ist komplexes, dazu noch flüchtiges Geschehen – es passiert
viel auf einmal und nichts bleibt bestehen. Seien Sie aufmerksam, wach und
konzentriert dem gegenüber, was geschieht und was es bedeutet und versuchen Sie, es im Gespräch zu „handhaben". Bündeln Sie Gesprächsphasen zu
Zwischenergebnissen, beschreiben Sie Gesprächsverläufe, sichern Sie die Essenz
von Beiträgen, machen Sie auf Verlaufswendungen aufmerksam. Achten Sie
auf die Beteiligungsweise Ihrer Gegenüber, laden Sie Teilnehmer zu Beiträgen
ein, moderieren Sie den Gesprächsprozess – angesichts der Unübersichtlich-
keit und Flüchtigkeit von Gesprächen leisten Sie damit wesentliche Beiträge zu
einem produktiven Gespräch. Gleichzeitig nutzen Sie die Möglichkeiten Ihrer
Gestaltungsmacht.

5.10   Seien Sie sensibel

Bedeutsames in Kommunikation geschieht in Zwischentönen, Andeutungen,
En-passant-Bemerkungen, in indirekten Formulierungen, liegt im Klang einer
Stimme, einer flüchtigen Bewegung. Seien Sie feinfühlig im unmittelbaren
Erleben und sensibel solchen undeutlichen, vagen Momenten gegenüber.

5.11   Seien Sie fehlerfreundlich

In Kommunikation ist das Missverständnis der Normalfall. Rechnen Sie damit und lassen Sie sich nicht aus der Fassung bringen. Und: Vermitteln Sie diese Haltung auch Ihrem Gegenüber. Machen Sie ihm deutlich, dass Fehler erlaubt sind, dass nicht druckreif und perfekt geredet werden muss. Innovative, kreative Prozesse entwickeln sich nur in einem Klima, in dem Unausgegorenes gesagt und gedacht werden kann.

5.12   Seien Sie offen

Halten Sie sich offen bzw. halten Sie sich mit Deutungen und der Bewertung von Äußerungen und Verhaltensweisen Anderer zurück; bleiben Sie offen für verschiedene Interpretationsmöglichkeiten einer Äußerung, ertragen Sie Mehrdeutigkeiten und erfinden Sie neue, ungewohnte Deutungen hinzu.

5.13   Studieren Sie die Kommunikationskultur Ihrer Arbeitsumgebung ...

...und prüfen Sie die Passfähigkeit dieser Anregungen in ihr.

Vielleicht können Sie diesen Anregungen und der Haltung, die durch sie zustande kommt, etwas abgewinnen – vielleicht finden Sie sie für sich selbst herausfordernd, angemessen, stimmig, passend, wünschenswert, vielleicht können Sie sich vorstellen, dass eine solche Haltung persönliche Befriedigung oder sogar Vergnügen bereitet. Dann wäre schon viel erreicht – die Haltung täte Ihnen selbst gut. Aber hat eine solche Haltung auch Wirkung auf Ihren Gesprächspartner? Aufgrund der Interdependenz des Geschehens kann für das Praktizieren einer solchen Haltung keine Erfolgsgarantie für das Gelingen von Kommunikation gegeben werden. Aber gerade aufgrund der Interdependenz entwickelt eine solche Haltung ihren eigenen Charme, einen Charme, dem sich auch Ihr Gegenüber nur schwer entziehen kann. Alles Weitere ist dem Wechselspiel der Interaktivität überlassen.

Was Sie aus diesem *essential* mitnehmen können

- Gute Kommunikation ist eine Frage der Kommunikations-Tugend, nicht des Verhaltenstrainings.
- Gesprächsformate im Arbeitsleben zeichnen sich durch Widersprüche, Paradoxien, Ambivalenzen und Doppelbödigkeit aus.
- Kommunikativ kompetent zu sein heißt, Spannungen ausbalancieren zu können.
- Die Regeln für Kommunikation stehen in der Arbeitskultur der jeweiligen Betriebseinheit.

© Springer Fachmedien Wiesbaden GmbH, ein Teil von Springer Nature 2020   51
W. Pfab, *Kommunikation in der Arbeitswelt,* essentials,
https://doi.org/10.1007/978-3-658-29848-7

Literatur

Bachmann, G. (2004). *Kollegialität. Eine Ethnographie der Belegschaftskultur im Kaufhaus.* Frankfurt a. M.: Campus

Berne, E. (1970). *Spiele der Erwachsenen.* Reinbek: Rowohlt

Böhle, F., Glaser, J. (Hrsg.) (2006). *Arbeit in der Interaktion - Interaktion in der Arbeit.* Wiesbaden: Westdeutscher

Bolte, A. (2006). Produktmanagement als Brückenfunktion zwischen Kundenanforderungen und Entwicklungsinteresse – arbeitsorganisatorische Rahmenbedingungen für Interaktionsarbeit in der Softwareentwicklung. In: Böhle, F., Glaser, J. (Hrsg.), *Arbeit in der Interaktion – Interaktion in der Arbeit.* (S. 153–175). Wiesbaden: Westdeutscher

Bolte, A. et al. (2008). *Die alltägliche Last der Kooperation.* Berlin: edition sigma

Boszormenyi-Nagy, I. (1975). Eine Theorie der Beziehungen: Erfahrung und Transaktion. In: Boszormenyi-Nagy, I., Framo, J. (Hrsg.), *Familientherapie. Theorie und Praxis.* (S. 51–109). Reinbek: Rowohlt

Büssing, A. & Glaser, J. (2003). Interaktionsarbeit in der personenbezogenen Dienstleistung. In: dies. (Hrsg.), *Dienstleistungsqualität und Qualität des Arbeitslebens im Krankenhaus.* (S. 131–148). Göttingen: Hogrefe

Canetti, E. (1995). *Das Gewissen der Worte.* Frankfurt a. M.: Fischer

Cook-Gumperz, J. & Gumperz, J. (1984). The Politics of a Conversation. *Berkeley Cognitive Science Report No. 23*

Dreyfus, H. & Taylor, Ch. (2016). *Die Wiedergewinnung des Realismus.* Berlin: Suhrkamp

Fischer-Lichte, E. (2014). *Performativität. Eine Einführung.* Bielefeld: transkript

Frankopan, P. (2017). *Licht aus dem Osten. Eine neue Geschichte der Welt.* Reinbek: Rowohlt

Fuchs, Th. (2017). *Das Gehirn – ein Beziehungsorgan.* 5. Aufl. Stuttgart: Kohlhammer

Füssel, M. (2012). Die Experten, die Verkehrten? Gelehrtensatire als Expertenkritik in der Frühen Neuzeit. In: Reich, B., Rexroth, F., Roick, M. (Hrsg.), *Wissen, maßgeschneidert: Experten und Expertenkulturen im Europa der Vormoderne.* (S. 269–288). München: Oldenbourg

Gabrisch, J. (2019). *Führungsinstrument Mitarbeiterkommunikation.* Bonn: managerSeminare

Glasl, F. (2010). *Konfliktmanagement: ein Handbuch für Führungskräfte, Beraterinnen und Berater.* 9. Aufl. Bern: Haupt

© Springer Fachmedien Wiesbaden GmbH, ein Teil von Springer Nature 2020
W. Pfab, *Kommunikation in der Arbeitswelt*, essentials,
https://doi.org/10.1007/978-3-658-29848-7

Goffman, E. (2017). *Wir alle spielen Theater.* 17. Aufl. München: Piper

Gross, M. (2012). *Das moderne Mitarbeitergespräch.* Göttingen: Business Village

Gross, P. (1983). Die Verheißungen der Dienstleistungsgesellschaft. Opladen: West-deutscher

Hardt, M. & Negri, A. (2004). *Multitude. Krieg und Demokratie im Empire.* München: Lampus

Hemel, U. (2008). *„Sich vor dem Siege über Vorgesetzte hüten"* – *Gracián für Manager.* München: Hanser

Hochschild, A. (2006). *Das gekaufte Herz.* Frankfurt a. M.: Campus

Illouz, E. (2007). *Gefühle in Zeiten des Kapitalismus.* Frankfurt a. M.: Suhrkamp

Jakobs, E.-M. (2018). Sprache und Kommunikation im Kontext der Wertschöpfung. In: Habscheid, S., Müller, A., Thörle, B., Wilton, A. (Hrsg.), *Handbuch Sprache in Organisationen.* (S. 228–245). Berlin: deGruyter

Jensen, U. (2011) Die Konstitution des Selbst, durch Beratung und Therapeutisierung. In: Maasen, S. et al. (Hrsg.), *Das beratene Selbst.* (S. 37–56). Bielefeld: transkript

Klemm, M., Kraetsch, K., Weyand, J. (2011). *„Das Umfeld ist bei Ihnen völlig anders". Kulturelle Grundlagen der europäischen betrieblichen Mitbestimmung.* Berlin: edition sigma

Krömmelbein, S. (2004). *Kommunikativer Stress in der Arbeitswelt. Zusammenhänge von Arbeit, Interaktion und Identität.* Berlin: edition sigma

Krippendorff, U. (1990). *Politische Interpretationen.* Frankfurt a. M.: Suhrkamp

Küpper, W. & Ortmann, G. (1992). Mikropolitik – das Handeln der Akteure und die Zwänge der Systeme. In: Küpper, W., Ortmann, G. (Hrsg.), *Mikropolitik.* 2. Aufl. (S. 7–9). Opladen: Westdeutscher.

Langfeldt, H.-P. & Nothdurft, W. (2015). *Psychologie. Grundlagen und Perspektiven für die soziale Arbeit.* 4. Aufl. München: Reinhardt

Lefebvre, H. (2008). *The production of space.* Oxford: Blackwell

Ludwig, O. (2005). *Geschichte des Schreibens. Von der Antike bis zum Mittelalter.* Berlin: deGruyter

Mentzel, W. et al. (2004). *Mitarbeitergespräche.* 5. Aufl. Freiburg: Haufe-Lexware

Meyer, Bernd (2018). Mehrsprachigkeit in Organisationen. In: Habscheid, S., Müller, A., Thörle, B., Wilton, A. (Hrsg.), *Handbuch Sprache in Organisationen.* (S. 228–245). Berlin: deGruyter

Mulsow, M. (2012). Expertenkulturen, Wissenskulturen und die Risiken der Kommunikation. In: Reich, B., Rexroth, F., Roick, M. (Hrsg.), *Wissen, maßgeschneidert: Experten und Expertenkulturen im Europa der Vormoderne.* (S. 249–268). München: Oldenbourg

Nerdinger, F.W. (2003). *Kundenorientierung.* Göttingen: Hogrefe

Neuberger, O. (1994). *Führen und Geführt werden.* Stuttgart: Enke

Neuberger, O. (1995). *Mikropolitik. Der alltägliche Aufbau und Einsatz von Macht in Organisationen.* Stuttgart: Enke

Neuberger, O. (2004). *Das Mitarbeitergespräch.* 6. Aufl. Leonberg: Rosenberger

Neuberger, O. (2014). *Miteinander arbeiten – miteinander reden. Vom Gespräch in unserer Arbeitswelt.* 14. Aufl. München: Bayerisches Staatsministerium für Arbeit

Nothdurft, W. (1984). *„äh folgends problem äh". Die interaktive Ausarbeitung „des Problems" in Beratungsgesprächen.* Tübingen: Narr

Nothdurft, W. (1994). Kompetenz und Vertrauen in Beratungsgesprächen. In: Nothdurft, W., Reitemeier, U., Schröder, P. (Hrsg.), *Beratungsgespräche. Analyse asymmetrischer Dialoge.* Tübingen: Narr. S. 183–228

Nothdurft, W. (1995). *Konfliktstoff.* Berlin: deGruyter

Nothdurft, W. (2013). Kommunikationsmentalitäten. Kommunikationsgeschichte als Beitrag zur Untersuchung natürlicher Gesprächsleitbilder. In: Deppermann, A., Hartung, M. (Hrsg.), *Gesprochenes und Geschriebenes im Wandel der Zeit.* Mannheim: Verlag für Gesprächsforschung

Nothdurft, W. (2014). Kulturelle Transzendenz. In: Meier, S. et al. (Hrsg.), Dialog und (Inter-)Kulturalität. (S. 125–136). Tübingen: Narr

Nothdurft, W. (2007). Anerkennung. In: Straub, J., Weidemann, A., Weidemann, D. (Hrsg.), *Handbuch Interkulturelle Kommunikation und Kompetenz.* (S. 110–122). Stuttgart: Metzler

Nothdurft, W. & Schwitalla, J. (1995). Gemeinsam musizieren. Plädoyer für ein neues Leitbild für die Betrachtung mündlicher Kommunikation. *Deutschunterricht 1/95.* S. 30–42

Page, M. (1974). *The Company Savage.* London: Coronet

Peters, Th. & Waterman, R. (2003). *Auf der Suche nach Spitzenleistungen – Was man von den bestgeführten US-Unternehmen lernen kann.* Landsberg/L.: moderne industrie

Pfab, A. (2018). Übergangsrituale im Coaching. *Organisationsberatung – Supervision – Coaching 25,* S. 487–500

Pfab, A. (Hrsg.) (2019). *Inspiriertes Coaching. 9 Impulse erfahrener Coaches in Zeiten der Tranformation.* Göttingen: Vandenhoeck & Ruprecht

Pfab, A. & Döppner, C. (2019). Interkulturelle Perspektiven im Coaching – Gedanken zu einem überaus komplexen und vielseitigen Thema. In: Pfab, A. (Hrsg.), *Inspiriertes Coaching. 9 Impulse erfahrener Coaches in Zeiten der Tranformation.* (S. 239–252). Göttingen: Vandenhoeck & Ruprecht

Pfab, A. & Pfab, W. (2019). Professionelles Coaching und Supervision in Zeiten der Tranformation. In: Pfab, A. (Hrsg.), *Inspiriertes Coaching. 9 Impulse erfahrener Coaches in Zeiten der Tranformation.* (S. 17–52). Göttingen: Vandenhoeck & Ruprecht

Pfab, W. (2019). Improvisation im Coaching. In: Pfab, A. (Hrsg.), *Inspiriertes Coaching. 9 Impulse erfahrener Coaches in Zeiten der Tranformation.* (S. 53–78). Göttingen: Vandenhoeck & Ruprecht

Pfab, W. (2020a). *Kompetent beraten in der sozialen Arbeit. Bausteine zu einer guten Beratungsbeziehung.* München: Reinhardt

Pfab, W. (2020b). *Konfliktkommunikation. am Arbeitsplatz.* Wiesbaden: Springer

Pfützner, R. (1994). *Kooperativ führen: eine Führungslehre für Vorgesetzte.* 6. Aufl. Köln: Bachem

Rafaeli A. & Sutton, R. (1987). Immer schön lächeln... Gefühlsäußerungen als Bestandteil der Arbeitsrolle. *gdi impuls 1/87.* S. 8–17

Reich, B., Rexroth, F., Roick, M. (Hrsg.) (2012). *Wissen, maßgeschneidert: Experten und Expertenkulturen im Europa der Vormoderne.* München: Oldenbourg

Rexroth, F. (2012). Systemvertrauen und Expertenskepsis. In: Reich, B., Rexroth, F., Roick, M. (Hrsg.), *Wissen, maßgeschneidert: Experten und Expertenkulturen im Europa der Vormoderne.* (S. 12–44). München: Oldenbourg

Scheler, M. (1923). *Wesen und Formen der Sympathie.* Bonn: Cohen

Senger, H. v. (2011). *36 Strategeme. Lebens- und Überlebenslisten aus 3 Jahrtausenden.* Frankfurt

Simmel, G. (1989). Philosophie des Geldes. In: ders. *Gesamtausgabe. Bd. 6.* Frankfurt a. M.: Suhrkamp

Sternberg, L. (2011). *Führungskommunikation zwischen Konsens und Dissens.* Frankfurt a. M.: Lang

Straus, E. (1935). *Vom Sinn der Sinne.* Berlin: Springer

Strauss, A., Faherhaugh, S., Suczek, B., Winter, C. (1980). Gefühlsarbeit. Ein Beitrag zur Arbeits- und Berufssoziologie. *Kölner Zeitschrift für Soziologie und Sozialpsychologie. 32(4).* S. 629–651

Tajfel, H. & Turner, J. (1986). The social identity theory of intergroup behavior. In: Worchel, S., Austin, W. (Hrsg.), *Psychology of Intergroup Relations.* (S. 7–24). Chicago: Chicago University Press

Tannen, D. (1994). *Job-Talk. Wie Frauen und Männer am Arbeitsplatz reden.* Hamburg: Kabel

Tietel, E. (2003). *Emotion und Anerkennung in Organisationen.* Münster: LIT

Voswinkel, S. (2001). *Anerkennung und Reputation. Die Dramaturgie industrieller Beziehungen.* Konstanz: Konstanz Universitätsverlag

Voswinkel, S. (2010). Von neuen Freiheiten und Zwängen. Zur Ambivalenz der Sichtbarkeit von Arbeit. *Forschung Frankfurt.* S. 51–53

Watzlawick, P., Beavin, J., Jackson, J. (2011). *Menschliche Kommunikation. Formen, Störungen, Paradoxien.* 12. Aufl. Bern: Huber

Weber, D. (2013). Nicht mit ihr und nicht ohne sie? Ambivalenz und Reflexivität der Praxis der Anerkennung in der sozialen Arbeit. In: Stender, W. & Kröger, D. (Hrsg.), Soziale Arbeit als kritische Handlungswissenschaft. (S. 139–176). Hannover: blumhardt

Wedekind, E. (1988). *Beziehungsarbeit. Zur Sozialpsychologie pädagogischer und therapeutischer Institutionen.* 2. Aufl. Frankfurt a. M.: Brandel & Apsel

Printed in the United States
By Bookmasters